Pflegiothek

Praxisanleitung

in der Pflegeausbildung
für die Aus-, Fort- und
Weiterbildung

Christine Schulze-Kruschke
Frauke Paschko

unter Mitarbeit von Prof. Dr. phil. Anja Walter und
der Verlagsredaktion

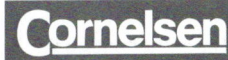

Redaktion: Anja Lull
Außenredaktion: Martin Regenbrecht, Berlin
Illustration: Natascha Welz, Berlin
Umschlaggestaltung: Rosendahl Grafikdesign
Layout und technische Umsetzung: Renate Huth, Heimann und Schwantes

www.cornelsen.de

1. Auflage, 1. Druck 2011

Alle Drucke dieser Auflage sind inhaltlich unverändert
und können im Unterricht nebeneinander verwendet werden.

Druck: Kösel, Krugzell
Bindung patentrechtlich geschützt. Kösel FD 351, Patent-Nr. 0748702

ISBN 978-3-06-455175-6

 Inhalt gedruckt auf säurefreiem Papier aus nachhaltiger Forstwirtschaft.

Inhalt

Teil D Praxisanleitung von A–Z

Vorwort

Die Ausbildung in Praxiseinrichtungen beansprucht über die Hälfte der gesamten Ausbildungszeit in den Pflegeberufen. Eine große Verantwortung lastet dabei auf Praxisanleitenden. Hierzu im Widerspruch steht die bislang wenig vorangeschrittene Professionalisierung der praktischen Ausbildung durch eine geeignete Qualifizierung bzw. durch angemessene Rahmenbedingungen. Pflegende sind nur mittels in der Regel 200-stündigen Weiterbildungen zu „Praxisanleitenden" qualifiziert – eine Freistellung für ihre pädagogische Tätigkeit ist nur in wenigen Einrichtungen üblich. Somit sind sie häufig alleingelassen zwischen Anspruch und Wirklichkeit. Um eine den Ausbildungszielen angemessene Qualität vorhalten zu können, bedarf es gut ausgebildeter und rollensicherer Praxispädagoginnen. So wäre analog zur Ausbildung der Lehrenden an den Pflegeschulen eine akademische Qualifizierung von Praxisanleitenden durchaus wünschenswert.

In dieser Situation verfolgt das Buch zwei Anliegen:
1. Nah an der Pflegeausbildungspraxis und am Lernprozess verdeutlicht es, wie Lernen in der Praxis geschieht, wie es ermöglicht und unterstützt werden kann und welcher Instrumente und Methoden sich Praxisanleitende dabei bedienen können.
2. Es möchte Pflegepraktikerinnen dazu anregen, ihr Anleitungshandeln vor dem Hintergrund aktueller Ergebnisse aus der pflegedidaktischen Forschung zu reflektieren und weiterzuentwickeln.

Dabei wird an verschiedenen Handlungssituationen aus dem realen Pflegealltag gezeigt, wie Lern- und Ausbildungssituationen gestaltet werden können. Wir danken an dieser Stelle herzlich allen Praxisanleitenden und Pflegenden, die uns diese Situationen zur Verfügung gestellt haben.

Immer noch arbeiten viel mehr Frauen als Männer in Pflegeberufen. Deshalb haben wir uns häufig für die weibliche Sprachform entschieden, von der sich bitte jeder lesende Mensch angesprochen fühlen möge.

1 Professionelles Selbstverständnis lernen und ausbilden

1.1 Pflegen lernen im Spannungsfeld von Leben und Tod

Lernende in den Pflegeberufen sind im Gegensatz zu Auszubildenden anderer Berufe Lernsituationen zwischen Leben und Tod ausgesetzt. Sie arbeiten in der Nähe von Geburt, Sexualität, Krankheit, Alter und Gebrechlichkeit, Schmerz, Sterben, Trennung und Trauer. Es sind existenzielle Themen, die sie beschäftigen und schicksalhafte Geschichten, die sie verarbeiten müssen.

In dem folgenden Bericht blickt die Lernende Michaela Herber auf ein Jahr Ausbildungszeit in der Gesundheits- und Krankenpflege zurück. Sie schildert, wie sie sich von diesen Themen prägen ließ.

Die Ausbildung füllte meine gesamte Zeit aus

In den ersten vier Schulwochen habe ich viel gelernt und in mir entstand ein Bild meiner beruflichen Tätigkeit. Das in der Schule Vermittelte konnte ich ohne Widerstand annehmen, es erschien mir gut und logisch, so mit Menschen umzugehen. Der Bruch hin zur Praxis war erschütternd und hat mich fast zur Verzweiflung getrieben. Manchmal hatte ich das Piepen der PEG-Sonden noch zu Hause im Ohr.

Die Ausbildung füllte meine gesamte Zeit aus. Angerufen habe ich niemanden mehr und private Treffen wurden immer weniger. Viele Menschen wollen nichts von dem Arbeitsalltag einer Krankenschwester hören. Warum sollte sich Freunde solche Geschichten bei einem gemütlichen Treffen auch anhören? Irgendwann hatte ich das Gefühl: „Ich kann nicht mehr." Meine Versuche, mit Kollegen zu reden und mir ein paar Tipps zu holen, misslangen. Nach einer Zeit der Frustration kam ein Kollege auf mich zu und führte ein langes, sehr hilfreiches Gespräch mit mir. Einfach so, denn danach zu fragen hatte ich ja bereits aufgegeben.

Ich fing an, gegen die „Jammerkultur" anzugehen. Meine persönliche Pflege und mein Ego bekamen in dieser Zeit einen großen Stellenwert, der sich heute auf ein gesundes Maß eingependelt hat. Mir fällt es oft noch schwer, meine Kräfte richtig einzuschätzen. Ich neige eher zur Über- als zur Unterschätzung. Gelernt habe ich Mechanismen des Abgrenzens und der Selbstfürsorge.

Mir sind die Chancen des Berufes klar geworden. Ich hoffe, sie in der Vielfalt der Praxiseinsätze noch weiter kennenzulernen. Der Beruf der Krankenschwester zwingt Menschen immer wieder zur Reflexion und zur Auseinandersetzung mit sich selbst. So viel wie in diesem einen Jahr habe ich noch nie über Menschen und deren Beziehungen gelernt.

Michaela erfährt und beschreibt hier typische Etappen der beruflichen Sozialisation in der Pflege:

- in die Pflegeausbildung einsteigen [→Kap. 1.1.1]
- den Bruch zwischen Theorie und Praxis erleben [→Kap. 1.1.2]
- an persönliche Grenzen stoßen [→Kap. 1.1.3]
- Pflege als Beruf entdecken [→Kap. 1.1.4]

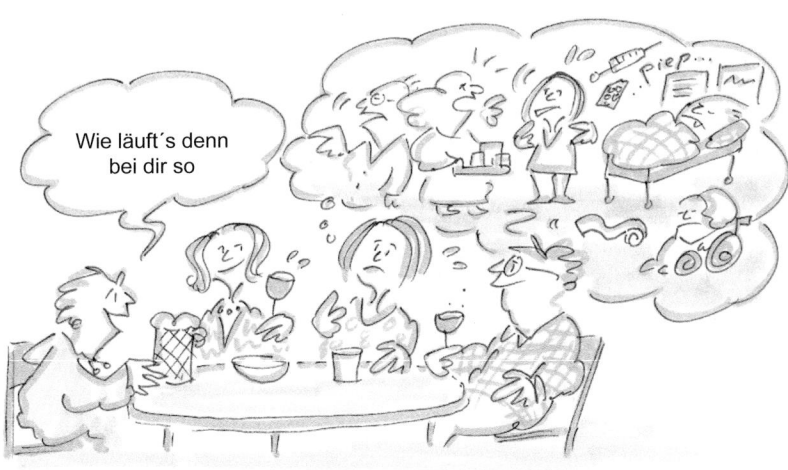

1.1.1 Die Situation der Lernenden: In die Pflegeausbildung einsteigen

Berufseinsteiger (wie hier Michaela Herber) sind in der Regel neugierig, begeisterungsfähig, hoch motiviert und bringen viele Ideen in die Pflege mit. Sie lassen sich berühren von dem, was sie sehen und begegnen Pflegebedürftigen unverstellt als (Mit-)Menschen, die ihre Hilfe benötigen.

Auf die Frage, warum sie eine Pflegeausbildung machen wollen, antworten viele Bewerberinnen, dass sie anderen Menschen helfen wollen. Dieses Ansinnen mag ursprünglich auch manche der Pflegenden, die heute ausbildend tätig sind, zu ihrem Beruf motiviert haben.

Michaela findet den Umgang mit Menschen, der ihr im ersten theoretischen Abschnitt ihrer →Ausbildung vermittelt wurde, überzeugend. Sie weiß jetzt, was sie tun soll, und hat ein Bild von ihrem Beruf, dem sie zustimmen kann.

1.1.2 Das Umfeld der Ausbildungssituation: Den Bruch zwischen Theorie und Praxis erleben

Was Michaela dann aber in der Praxis sieht, widerspricht diesem Bild. Michaela ist darüber erschüttert. Was genau sie dort erlebt, beschreibt sie nicht. Es mögen Geschichten von Patienten sein, die sie nicht wieder loslassen. Jedenfalls ist sie davon so eingenommen, dass sie das „Piepen der PEG-Sonden noch zu Hause" hört.

Aus dem Bericht geht hervor, dass Michaela weniger mit der Einrichtung identifiziert ist, in der sie praktisch ausgebildet wird, sondern mehr mit ihrem beruflichen Anspruch und ihrem theoretischen Wissen. Wie bei vielen anderen Lernenden auch droht dieser Anspruch im praktischen Handeln zu verschwinden. Denn die Regeln der Pflegepraxis fordern, dass sich Lernende diesen anpassen.

1.1.3 Interpretation der Ausbildungssituation: An persönliche Grenzen stoßen

Michaela führt einen einsamen Kampf. In Auseinandersetzung mit sich und ihrem zukünftigen Beruf entfernt sie sich aus ihren sozialen Beziehungen. Ihr berufliches Leben verdrängt ihr privates. Es fehlt ihr an Gesprächspartnern, die ihr zuhören wollen und können. Die Themen, die aus Michaela heraussprudeln und verarbeitet werden müssen, füllen ihre gesamte Zeit aus – und überfordern nicht nur sie emotional, sondern auch ihr Umfeld.

Schließlich übernimmt ein Kollege Ausbildungsverantwortung für Michaela und führt ein „hilfreiches Gespräch" mit ihr. Dem Kollegen gelingt es, Michaela zu einer nachhaltigen Wende zu verhelfen. Sie tritt aus ihrer Ohnmacht heraus und verabschiedet sich von der „Jammerkultur", die sie möglicherweise auch bei Kolleginnen beobachtet hat, die mehr über Zustände klagen als sie zu gestalten. Nach einiger Zeit lernt Michaela ihre Kräfte besser einzuschätzen. Sie richtet ihre Grenzen wieder auf und bewirkt, dass sie nicht nur für die Pflege lebt. Unbewusst wendet sie sich damit ab von dem historischen Ideal der Pflege als „dienender Liebestätigkeit", in dessen Tradition der Beruf nun einmal steht.

Michaelas Umkehr führt dazu, dass sie ihr Berufsbild verändert. Sie erkennt, dass die Sorge für andere die Sorge für sich selbst einschließt. Sie lernt, es so zu machen wie der barmherzige Samariter („Gleichnis des barmherzigen Samariters" Lk 10, 25–37). Er gibt die Sorge für den, der unter die Räuber gefallen ist, nach den ersten Hilfemaßnahmen wieder ab und zieht allein seiner Wege. Michaela hat nicht aufgegeben, sondern gelernt, dass sie ihren Beruf auch gestalten kann. Sie schätzt den Pflegeberuf nun realistischer ein und erkennt seine Vielfalt und seine Chancen. Mit sich im Reinen und mit ihrem Berufsziel ausgesöhnt, kann sie im Rückblick ihren Lernerfolg benennen und hat ein berufliches Selbstverständnis entwickelt. Pflege ist aus ihrer Sicht ein Beziehungsberuf, „der einen Menschen immer wieder zur Reflexion und zur Auseinandersetzung mit sich selbst zwingt".

1.1.4 Konkrete Handlungsanweisungen: Pflege als Beruf entdecken

Kompetenzen der Praxisanleitenden

Michaelas Beispiel macht deutlich, wozu Sie als Praxisanleitende fähig sein sollten, wenn Sie Lernende in ihrer →Ausbildung angemessen begleiten wollen:

- **Sie sollten starke Gefühle aushalten können.** Michaela benutzt in ihrem Bericht Begriffe wie „erschüttert" oder „Frustration". Sie ist an ihrem Tun verzweifelt („Verzweiflung"). Es sind Worte, hinter denen sich große Gefühle verbergen, über die sie aber zunächst mit niemandem sprechen konnte.

  Es ist wichtig, dass Sie Lernende in emotionalen Notlagen ansprechen. Lernende brauchen Ermutigung, damit sie ihre Gefühle zeigen und aussprechen können. Wichtig ist, dass Sie die Gefühle nicht bagatellisieren oder sie ihnen ausreden. Damit unterstützen Sie Lernende, den Kontakt zu den eigenen Gefühlen zu bewahren. Dies ist eine wichtige Emotionsarbeit, die Personen im Beruf der Pflege erst handlungsfähig macht – nämlich den Gefühlen von Pflegebedürftigen standzuhalten und sie darin einfühlsam zu begleiten.

- **Sie brauchen Offenheit für die individuelle Situation Lernender.** Das „lange Gespräch" war für Michaela sicherlich deshalb „sehr hilfreich", weil sie sich in der Weise, wie sie wahrnimmt und fühlt, von dem Kollegen angenommen und verstanden gefühlt hat. Der Kollege hat sich für Michaelas persönlichen Sorgen und Fragen interessiert.

- **Sie brauchen die Bereitschaft, von und mit Lernenden zu lernen und mit ihnen Pflegesituationen gemeinsam zu deuten und zu reflektieren.**

Reflektierte und kommunizierte Arbeitserfahrung ist das Herzstück jeder Berufsausbildung [→Kap. 8.4]. Sie ermöglicht, dass Lernende sich mit ihrem Beruf positiv identifizieren können. Sie fördert das professionelle Selbstverständnis Lernender und deren Berufsfähigkeit.

Zu vermittelnde Kompetenzen
In diesem Zusammenhang sollten Sie Lernende zu den folgenden
Kompetenzen anleiten:
- Lernende nehmen sowohl ihr theoretisches Wissen als auch das,
  was sie in der Pflegepraxis erleben und erfahren, ernst.
- Lernende lassen gelten, dass sie ihr Wissen nicht eins zu eins in
  Handeln übertragen können (→Transfer). Sie finden Kompro-
  misse zwischen den Anforderungen der Praxis und den Ansprü-
  chen ihres Wissens.
- Lernende begründen ihr Handeln mit Hilfe ihres Wissens.

Den Erwerb dieser Kompetenzen können Sie z.B. so unterstützen: Suchen Sie zu bestimmten Themen den gezielten Austausch mit Lernenden etwa vor oder nach der Körperwaschung einer Patientin:
- Fragen Sie die Lernende, was sie aus der Schule zum Gebrauch
  von Hygienehandschuhen während der Körperpflege weiß.
- Bitten Sie die Lernende zu beobachten, zu welchen pflegerischen Tätigkeiten Hygienehandschuhe verwendet werden
  und ihre Beobachtungen mit ihrem theoretischen Wissen zu
  vergleichen.
- Denken Sie in Gegenwart Lernender und in ausgewählten
  Situationen laut – also wenn Sie etwas tun oder getan haben.
  Sprechen Sie laut aus, was Sie denken, empfinden, was Sie jetzt
  tun, warum Sie es heute so machen und morgen anders, warum
  bei der einen Patientin etwas möglich ist und bei der anderen
  nicht
- Fragen Sie Lernende nach pflegerischen Handlungen: „Hätten
  Sie etwas anders gemacht?"
- Ermutigen Sie Lernende: „Bitte sprechen Sie mich an, wenn Sie
  etwas nicht verstehen oder Sie etwas stört."

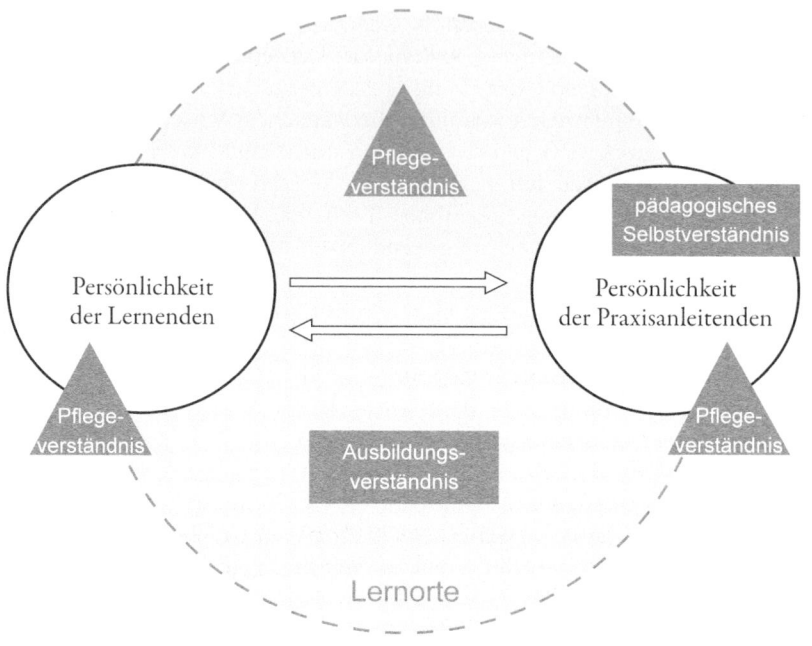

Wechselseitige Kompetenzentwicklung zwischen Praxisanleiterin und Lernender

Pflegende, die in der Praxis ausbilden, erweitern ihr in der Ausbildung erworbenes pflegerisches Selbstverständnis um ein pädagogisches Selbstverständnis. Ihr Wissen, was gute Pflege ist, ergänzen Praxisanleitende um den Aspekt des Lehrens von guter Pflege im Kontakt zu Lernenden.

Es ist gut, wenn Sie Ihre persönliche Lern- und Berufsbiografie reflektieren. Sie fließt in Ihre Tätigkeit als Praxisanleitende ein. Sie haben vieles erlebt und erfahren und daraus unterschiedliche Schlüsse gezogen, ein Verständnis über Themen wie „Lernen" und „Pflege" und dazu eine emotionale Haltung entwickelt. Die folgenden Fragen können in diesem Zusammenhang hilfreich sein:

- Wo und in welcher Form hat für mich Lernen stattgefunden?
- Welche Situationen des Lernens habe ich in meinem Leben bisher erlebt?
- Was denke ich über Lernen? Welche Gefühle entstehen, wenn ich daran denke?
- Was war in meinem Leben für mein Lernen förderlich und was war hinderlich?
- Welche Personen waren für mein Lernen wichtig und wie haben sie es beeinflusst?
- Welche Wendepunkte oder Einschnitte in meinem Leben haben auf mein Lernen eingewirkt? Was habe ich hier gelernt?
- Welche Bedürfnisse und welche Visionen habe ich für mein weiteres Lernen?
- Was verstehe ich unter Pflege?

Mit Ihrer Sicht und Wirklichkeit begegnen Sie Lernenden, die gleichfalls ihre persönlich gewachsenen Wissens- und Denkstrukturen in die →Ausbildung mitbringen [→Kap. 4.3.3 und 6.2] – Wissen, Erfahrungen, Grundannahmen, Bilder, Motive – und die sie an verschiedenen Lernorten [→Kap. 1.2] weiter ausbauen.

Lernende und Praxisanleitende sollten sich den Schatz an Wissen und Können, den sie aus ihrer Lebens- und Lerngeschichten mitbringen, im Lern- und Ausbildungsprozess gegenseitig zur Verfügung stellen.

1.2 Lernen und Ausbilden an unterschiedlichen Lernorten

In welcher Situation Pflegende heute in Deutschland tätig sind und Lernende in der Pflege ausgebildet werden, lässt sich anhand ausgewählter Beobachtungen veranschaulichen. Einerseits hat sich in den vergangenen 15 Jahren die Pflege in Deutschland akademisiert: Ihr Wissen hat sich zu einer wissenschaftlichen Systematik entwickelt und erweitert. In diesem Prozess der →Professionalisierung ist der Anspruch einer am einzelnen Patienten bzw. Bewohner orientierten Pflege im Berufsethos tief verankert und untermauert.

Neben dem Begriff der „Patienten- bzw. Bewohnerorientierung" werden auch Begriffe wie „Klientenzentrierung" oder „patientenzentrierte Pflege" verwendet. Die damit verbundenen Konzepte beschreiben Pflege als eine umfassende Beziehungsaufgabe oder Dienstleistung an Menschen, die sich in besonderen körperlichen, persönlich-existenziellen oder sozialen Notlagen befinden. Die Leitbilder von Krankenhäusern oder Altenheimen heben den Anspruch einer patienten- bzw. bewohnerorientierten Pflege explizit hervor. Und viele Träger stationärer und ambulanter Pflegeeinrichtungen haben sich in jüngster Zeit der Charta der Rechte hilfe- und pflegebedürftiger Menschen (Bundesministerium für Familie, Frauen, Senioren und Jugend 2006) verpflichtet.

Die Realität sieht jedoch häufig ganz anders aus. Einrichtungen des Gesundheits- und Sozialwesens werden immer ökonomischer geführt. Auch die Pflege wird zunehmend unter wirtschaftlichen Perspektiven bewertet. Für die Empfänger von Pflege bedeutet dies, dass gesundheitliche und pflegerische Leistungen weitgehend von den Kranken-, Pflege- und Sozialkassen reglementiert und auf eine Mindestversorgung reduziert werden.

Einrichtungen, die Gesundheits- und Pflegeleistungen erbringen, müssen so wirtschaften, dass ihre Kosten im Rahmen des ihnen zugewiesenen Budgets bleiben. Um dies zu gewährleisten, wird vor allem beim kostenintensiven (Fach-)Personal angesetzt.

1.2.1 Lernort Krankenhaus

In den allgemeinen Krankenhäusern sind zwischen 1996 und 2008 ca. 50 000 Pflegestellen abgebaut worden. Das entspricht jeder siebten Stelle. Durch den daraus resultierenden Mangel an Pflegenden ist in vielen Krankenhäusern die pflegerische Qualität auf einen Standard der minimalen Grundversorgung von „satt und sauber" gesunken, trotz der gestiegenen Zahl von Ärzten und technisch immer besser ausgestatteter Stationen (Isfort 2010). Mehr Patienten, weniger Personal und die Zunahme an Überstunden, die nicht zeitig wieder abgebaut werden können, verschärfen die Pflege- und die Ausbildungssituation in Krankenhäusern. Ausgedünnte personelle Ressourcen treiben Pflegekonzepte, die sich an den individuellen Bedürfnissen und Befindlichkeiten von Pflegebedürftigen orientieren, ins Absurde. Diese fordern nicht nur ausreichend, sondern auch fachlich gut qualifizierte Pflegende.

Hinzu kommt, dass die Krankenhäuser sich heute wirtschaftlich an den DRGs (*Diagnosis Related Groups*, deutsch: Diagnosebezogene Fallgruppen) ausrichten müssen. Die Bedarfe chronisch kranker oder sterbender Menschen sind über die Fallpauschalen nicht ausreichend finanziert. Diese Personen brauchen eine Behandlung und Pflege, die ihrem individuellen Krankheits- oder Sterbeverlauf folgen und demnach flexibler sein müssen. Fallpauschalen bestärken in der Organisation Krankenhaus das standardisierte, funktionelle und an →Routinen ausgerichtete Denken und Handeln.

Lernenden vermittelt sich in der praktischen Arbeit im Krankenhaus ein institutionell geprägtes, funktionelles Pflegeverständnis. Um in solchen Institutionsabläufen auch flexiblere pflegerische Handlungsmöglichkeiten kennenlernen zu können, benötigen Lernende spezielle Lernräume bzw. Lernorte. Ansonsten würden sie eine solche Pflege als „außer der Reihe" erleben und nicht als begründetes und real umsetzbares Pflegewissen und -handeln.

1.2.2 Lernort Altenheim

Die altenpflegerische Arbeit wird in ihrer professionellen Vielfalt oft nicht differenziert genug wahrgenommen. Dazu tragen u.a. negative Berichte und klischeehafte Beschreibungen in den Medien bei. Als „Stiefkind" der Krankenpflege hatte dieser Beruf jahrzehntelang das Image einer minderwertigen Pflegeausbildung.

Einerseits ist Pflegearbeit im (Alten-)Pflegeheim aufgrund der längeren Verweildauern der Bewohnerinnen durch intensivere Beziehungen der Pflegenden zu den Bewohnern gekennzeichnet. Damit steht hier „Beziehungsorientierung" zwangsläufig deutlicher im Mittelpunkt als in der Pflege im Krankenhaus. Andererseits unterliegen Altenheime heute den vom Medizinischen Dienst des Spitzenverbandes Bund der Krankenkassen e.V. (MDS) vorgegebenen Qualitätskriterien guter Pflege. Ob diese erfüllt werden, wird regelmäßig vom Medizinischen Dienst der Krankenkassen (MDK) überprüft. Vielen Kriterien dieser Prüfungen liegt eine Analyse der Pflegedokumentation zugrunde z.B. bei Menschen mit einer Demenz. Zahlreiche Ressourcen der Pflegenden fließen daher in ein MDK-konformes Dokumentationswesen, wo sie besser in den unmittelbaren Kontakt mit Bewohnern eingebracht werden sollten.

Lernende in der Altenpflegeausbildung werden bis zum Äußersten eingespannt zwischen dem Anspruch an gute Pflege, den ihnen die Schule vermittelt, und der Wirklichkeit am Lernort Praxis. Hier zerren an Lernenden sowohl die Anforderungen, die der MDK an Pflege stellt, als auch Arbeitsbedingungen, die stark ökonomisiert sind. Immer weniger qualifizierte Pflegende sind einer immer höheren Arbeitsdichte und -belastung ausgesetzt, was zu einem chronischen Zeitmangel führt. Unter diesen Bedingungen eine bewohnerorientierte Altenpflege praktisch zu vermitteln, stellt eine hohe Anforderung für Praxisanleitende dar.

1.2.3 Lernort ambulante Pflege

Das Denken Pflegender in ambulanten Einrichtungen ist geprägt von der Perspektive auf einen Klienten, an dem in Einzelteile zergliederte Pflegeleistungen vollbracht werden. Pflegeleistungen bilden sich hier in einzelnen Verrichtungen oder Komplexen ab, welche von den Kostenträgern finanziert werden.

Ambulante Pflegekräfte werden aus ökonomischen Gründen dazu angehalten, diese Leistungen in verpflichtenden engen Zeitkorridoren zu vollbringen. Dadurch werden sie in ihrem Selbstanspruch und in ihrer professionellen Autonomie beschnitten. Denn eine am Klienten orientierte Pflege würde hier bedeuten, dass die Pflegende bei Bedarf den engen Tourenplan zeitlich aufbricht und der ambulante Träger die zusätzlich erbrachten Leistungen abrechnen kann.

Das System der strengen Zeitkorridore führt dagegen u.a. dazu, dass besonders engagierte Pflegende diesen Zeitverlust aus ihrem persönlichen Zeitbudget schöpfen oder unter Missachtung der individuellen Bedürfnisse ihrer Klienten hartnäckig an ihrem Zeitplan festhalten. Möglicherweise vermittelt sich Lernenden in einem solchen pflegerischen Kontext ein Bild von dem Pflegebedürftigen als unberechenbaren Zeitfresser, dessen übermäßige Bedürfnisse eingrenzt werden müssen.

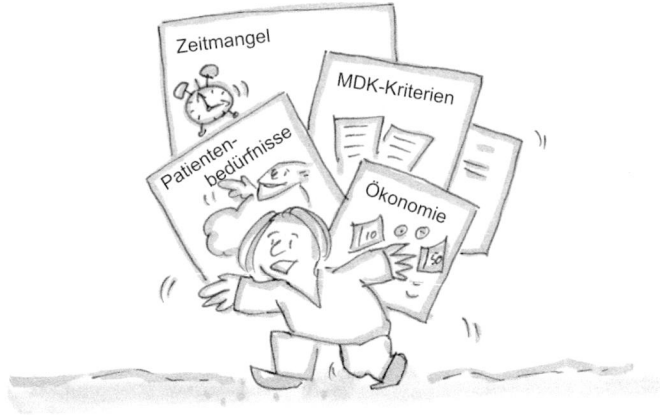

2 Gesetzlicher Rahmen der Pflegeausbildungen

2.1 Sonderfall Pflegeausbildung

Auszubildende in Deutschland lernen grundsätzlich an zwei Orten, der Schule und dem Betrieb (= duale Ausbildung). In der Schule findet die theoretische Ausbildung statt und im Betrieb die praktische. Das gilt auch für Lernende in den Pflegeberufen.

Im Gegensatz zu den anderen ca. 350 Ausbildungsberufen, wie z.b. dem Friseurberuf, unterliegen die Pflegeberufe in Deutschland aber *nicht* dem Berufsbildungsgesetz (BBiG). Dieses Gesetz regelt die *betriebliche* Berufsausbildung und wird vom Bundesministerium für Bildung und Wissenschaft verantwortet.

Die *schulische* Ausbildung anderer Berufe mit ihren Rahmen- und Lehrplänen der Berufsschulen ist den Kultusministerien und der Kultusministerkonferenz (KMK) der einzelnen Bundesländer unterstellt. Auch das ist in den Pflegeberufen anders.

Die Ausbildung in den Pflegeberufen (Altenpflege, Gesundheits- und (Kinder-)Krankenpflegeausbildung) ist durch zwei unterschiedliche Bundesgesetze geregelt, die von zwei Bundesministerien verantwortet werden, und zwar:

- das →**Altenpflegegesetz** (AltPflG) und die Ausbildungs- und Prüfungsverordnung (AltPflAPrV) von 2002 – Bundesministerium für Familie, Senioren, Frauen und Jugend (im Einvernehmen mit den Bundesministerien für Gesundheit und Bildung und Forschung)
- das →**Krankenpflegegesetz** (KrPflG) und die Ausbildungs- und Prüfungsverordnung (KrPflAPrV) von 2003 – Bundesministerium für Gesundheit (im Einvernehmen mit den Bundesministerien für Familie, Senioren, Frauen und Jugend und Bildung und Forschung)

Beide Gesetze vereint, dass sie schulische *und* betriebliche Pflegeausbildung bundeseinheitlich regeln.
Die einzelnen Bundesländer übertragen die Vorgaben der beiden Bundesgesetze in Rahmenrichtlinien oder Rahmenlehrpläne. Hier sind Ausbildungsziele und Inhalte für die jeweiligen Berufe konkretisiert. Die ausbildenden Einrichtungen sollten sie in Absprache mit den zuständigen staatlichen Verwaltungsbehörden (z.B. Regierungspräsidien) weitgehend verbindlich umsetzen.

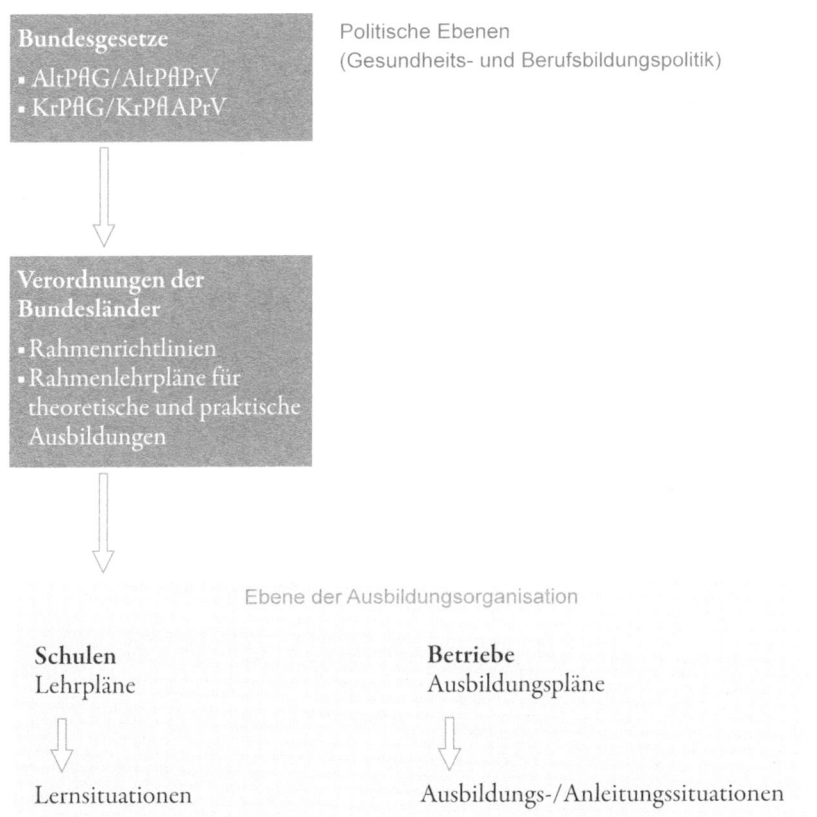

Ebenen der Organisation von theoretischer und praktischer Pflegeausbildung

2.2 Generalistische Pflegeausbildung

Seit vielen Jahren wird eine grundlegende Reform der Pflegeausbildungen in Deutschland diskutiert. Vertreter aus Fachkreisen, Pflegeverbänden, Politik und Wissenschaft wollen eine sogenannte „generalistische Pflegeausbildung". Sie streben eine gemeinsame dreijährige →Ausbildung in der Altenpflege und Gesundheits- und (Kinder-)Krankenpflege an. Dabei werden folgende strukturell-politische Fragen diskutiert:

- Welchen Platz bekommen die Pflegeberufe zukünftig im allgemeinen Berufsbildungssystem?
- Wie können Pflege als Berufsfeld auf dem Arbeitsmarkt attraktiver und die Arbeitsfähigkeit Pflegender flexibilisiert werden, um z.b. dem Fachkräftemangel entgegenzuwirken?
- Wie finden die Pflegeberufe Anschluss an den europäischen Standard für Pflegende?
- Wie sollen die Schulen zukünftig aussehen (Verbundschulen, Berufsschulen)?
- Wie lange soll die Ausbildung dauern?
- Über welche Wege soll sie finanziert werden?

Ein Argument dafür ist die große Schnittmenge pflegerischen Wissens und Könnens in den drei Pflegeberufen, die eine breit angelegte Grundstufe für alle Lernenden rechtfertigt. Dieser soll sich dann die Phase des beruflichen Schwerpunkts anschließen, ähnlich wie dies bereits im aktuellen Berufsgesetz der Gesundheits- und (Kinder-) Krankenpflege der Fall ist (KrPflAPrV Anlage 1 Teil B).

Eine solche Entwicklung wird von Praxisanleitenden fordern, Lernenden mehr spezielles Können oder spezielle →Fähigkeiten und Fertigkeiten am Lernort Pflegepraxis zu vermitteln. Lernende werden mit eher allgemeinen Kompetenzen (→berufliche Handlungskompetenz) in die Betriebe kommen und weniger auf spezialisierte Einzelhandlungen oder →Handlungssituationen für spezifische Arbeitsfelder vorbereitet sein.

2.3   Das Lernfeldkonzept

In den Berufsausbildungen, die im allgemeinen Berufsbildungssystem verankert sind, wird seit beinahe 15 Jahren mit dem →Lernfeldkonzept erfolgreich gearbeitet. Die Ausbildungs- und Prüfungsverordnungen der Altenpflege- und Gesundheits- und (Kinder-)Krankenpflege-ausbildung von 2003 greifen das Lernfeldkonzept in seinem Wesen und seiner Zielsetzung zwar auf. Sie ernennen es aber *nicht* ausdrücklich zum Lehr- und Lernkonzept, wie es die KMK in ihren Handreichungen für andere Ausbildungsberufe getan hat. Auch in dieser Hinsicht sind die Pflegeberufe ein Sonderfall.

Beide Berufsgesetze enthalten jedoch einige Merkmale, die auf das Lernfeldkonzept verweisen und nahelegen, sich daran auszurichten. Viele Schulen und Betriebe, die in der Pflege ausbilden, arbeiten nach dem Lernfeldkonzept, das auch in einigen Länderverordnungen konkretisiert worden ist.

In beiden Ausbildungs- und Prüfungsverordnungen sind die Ausbildungsinhalte nicht mehr nach Fächern systematisiert – wie noch vor 2003. An die Stelle traditioneller (Lehr-)Fächer sind in der AltPflAPrV vierzehn →**Lernfelder** getreten, die in vier große Lernbereiche zusammengefasst sind. Und in der KrPflAPrV ordnen zwölf **Themenbereiche** die Ausbildungsinhalte. In einigen Länderverordnungen der Gesundheits- und (Kinder-)Krankenpflegeausbildung werden sie z.T. auch wieder als „Lernfelder" bezeichnet.

Ob nun die Lernfelder der AltPflAPrV oder die Themenbereiche der KrPflAPrV – beide beziehen sich mit ihren Titeln auf →berufliche Handlungskompetenzen, die Lernende erwerben sollen. Zum Beispiel:

- anleiten, beraten und Gespräche führen
  (Lernfeld 1.4 – AltPflAPrV Anlage 1)
- Unterstützung, →Beratung und Anleitung in gesundheits- und pflegerelevanten Fragen fachkundig gewährleisten
  (Themenbereich 3 – KrPflAPrV Anlage 1)

Der Begriff „Handlungskompetenz" will die Kluft zwischen trägem (Fach)Wissen und dem Können in einem Arbeitsfeld überbrücken. „Handlungskompetenz erwerben" zielt auf einen an Handlungen orientierten Unterricht ab. Hier erarbeiten sich Lernende mehrdimensionale berufliche Aufgaben- und Problemstellungen selbstständig.

Das Lernfeldkonzept rückt bedeutsame →Handlungssituationen aus dem persönlichen, beruflichen oder gesellschaftlichen Alltag in den Mittelpunkt.

In Handlungssituationen, wie z.b. „Wo haben Sie meinen Koffer gelassen?" [→Kap. 8.2.1], stecken in der Regel viele unterschiedliche Themen und Anforderungen, die von den Lernenden bearbeitet werden. In der Handlungssituation „Warum muss ich gerade diesen Patienten zur Zwischenprüfung bekommen?" (Walter 2008a, S. 118) z.b. geht es um die sehr unterschiedlichen Themen:

- Mund und Zähne pflegen
- Gespräche führen
- Pflege als Wissenschaft

Werden Handlungssituationen für den Unterricht didaktisch zu →Lernsituationen aufbereitet, dann wird deutlich, dass sie keiner Systematik von Unterrichtsfächern bzw. Wissensgebieten folgen. Sie haben ihre eigene innere Logik – die Handlungslogik. Handlungssituationen weisen somit über die Grenzen einzelner Schulfächer hinaus. Lehrende sind aufgefordert, fächerintegrativ zu denken sowie Unterricht im Team zu planen und durchzuführen.

Wenn Lernende in der Schule fachliches Wissen überwiegend in Handlungszusammenhängen von Lernsituationen erwerben, dann können sie es direkt in selbsterlebte Situationen in der Pflegepraxis einbinden, dort vertiefen und weiter ausbauen.

2.4 Die praktische Pflegeausbildung

In den beiden Berufsgesetzen für die Pflege von 2003 spielt die praktische Ausbildung keine Nebenrolle mehr. Die ausbildenden Betriebe sind offizielle Partner der Schulen – wenn auch keine ganz gleichberechtigten. Denn die *Gesamtverantwortung* für die Pflegeausbildung tragen weiterhin die Schulen (AltPflG § 4 [4] und KrPflG § 4 [5]).

2.4.1 Pflichten der Schulen

Ausbildung organisieren

Die Schulen sind verpflichtet, die theoretische und praktische Ausbildung inhaltlich und organisatorisch aufeinander abzustimmen, abzusichern und gegenüber den staatlichen Behörden zu verantworten.

In der Praxis begleiten

Sie unterstützen und fördern die praktische Ausbildung durch Praxisbegleitung (AltPflG/KrPflG § 2 [3]). Das heißt, dass Lehrende der Schule Lernende und Praxisanleitende regelmäßig am Praxisort besuchen sollen. Dort betreuen sie die Lernenden und beraten die verantwortlichen Praxisanleitenden in Angelegenheiten der Ausbildung.

2.4.2 Pflichten der Träger und Betriebe praktischer Ausbildung

Die ausbildenden Betriebe müssen Lernende systematisch und gezielt dazu befähigen, die in beiden Gesetzen (AltPflG, KrPflG) unter § 3 formulierten Ausbildungsziele zu erreichen. Lernenden sollte ermöglicht werden, dass sie in der praktischen Ausbildung ihre Kenntnisse aus dem Schulunterricht vertiefen und sie bei späteren beruflichen Tätigkeiten anwenden können (KrPflAPrV § 2).

Der Gesetzgeber macht einige Vorgaben, was Betriebe leisten müssen, um diese Ziele zu erreichen.

Praxisanleitende qualifizieren

Die Einrichtungen der praktischen Ausbildung müssen eine geeignete Fachkraft zur Praxisanleitung bereitstellen, die mindestens zwei Jahre Berufserfahrung hat und eine berufspädagogische Zusatzqualifikation nachweisen kann (AltPflAPrV/KrPflAPrV § 2).

Diese →Weiterbildung soll laut Ausbildungs- und Prüfungsverordnung der Berufe der Krankenpflege mindestens 200 Stunden umfassen. In der Ausbildungs- und Prüfungsverordnung der Altenpflege ist die Stundenzahl leider nicht genau festgelegt – hier muss nur „in der Regel" eine berufspädagogische Fort- und Weiterbildung nachgewiesen werden.

Bundesländer, in denen es Standards zur berufspädagogischen Weiterbildung zur Praxisanleitung gibt, haben z.T. den Stundenumfang den gesetzlichen Bestimmungen in der Gesundheits- und (Kinder-) Krankenpflegeausbildung angeglichen. Diese Standards beschreiben außerdem die Inhalte von Praxisanleitungskursen.

Entwicklung gewährleisten

Die Einrichtungen der praktischen Ausbildung müssen in Verbindung mit der Schule ermöglichen (→Lernortkooperation), dass Lernende *„schrittweise* an die eigenständige Wahrnehmung der beruflichen Aufgaben" herangeführt werden (AltPflAPrV/KrPflAPrV § 2).

In der Ausbildungs- und Prüfungsverordnung der Altenpflege werden die Schritte der praktischen Ausbildung genauer beschrieben, die es Lernenden ermöglichen, eine immer komplexer werdende berufliche Handlungsfähigkeit zu erwerben (Anlage 1 [zu § 1 Abs. 1], Teil B).

Kennenlernen des Praxisfeldes unter Berücksichtigung institutioneller und rechtlicher Rahmenbedingungen und fachlicher Konzepte.

Mitarbeiten bei der umfassenden und geplanten Pflege alter Menschen einschließlich der Beratung, Begleitung und Betreuung und Mitwirken bei ärztlicher Diagnostik und Therapie unter Anleitung.

Übernehmen selbstständiger Teilaufgaben entsprechend dem Ausbildungsstand in der umfassenden und geplanten Pflege alter Menschen einschließlich Beratung, Begleitung, Betreuung und mitwirken bei ärztlicher Diagnostik und Therapie unter Aufsicht.

Übernehmen selbstständiger Projektaufgaben, z. B. bei der Tagesgestaltung oder bei der Gestaltung der häuslichen Pflegesituation.

Selbstständig planen, durchführen und reflektieren der Pflege alter Menschen einschließlich Beratung, Begleitung, Betreuung und mitwirken bei der ärztlichen Diagnostik und Therapie unter Aufsicht.

Entwicklungsschritte beruflichen Könnens in der Altenpflege

Ohne genaue Zahlen zu nennen, fordert die Ausbildungs- und Prüfungs-verordnung der (Kinder-)Krankenpflegeausbildung in diesem Zusam-menhang ein „angemessenes" Zahlenverhältnis zwischen Praxisanleiten-den und Lernenden (KrPflAPrV § 2) [→Kap. 10.3]. Beide Berufsgesetze sind sich darüber einig, dass Träger der →Ausbildung Lernenden „nur Verrichtungen übertragen (dürfen), die dem Ausbildungszweck dienen". Die Aufgaben müssen dem Ausbildungsstand der Lernenden entspre-chen und im Verhältnis zu „ihren physischen und psychischen Kräften angemessen sein" (AltPflG § 15/KrPflG § 10 [2]).

Ausbildungsmittel vorhalten

Lernenden – und damit letztlich auch Praxisanleitenden – müssen die Mittel zur praktischen Ausbildung kostenlos zur Verfügung gestellt wer-den. Darin eingeschlossen sind auch „Fachbücher, Instrumente und Ap-parate (...), die zur Ausbildung und zum Ablegen der staatlichen Prüfung erforderlich sind" (AltPflG § 15/KrPflG § 10 [1] 2.).

Ausbildungspläne erstellen

Träger (und Einrichtungen) der praktischen Ausbildung sind ver-pflichtet, die praktische Ausbildung „planmäßig" durchzuführen. Sie soll-ten zeitlich und inhaltlich organisiert und systematisch ausbilden (AltPflG § 15/KrPflG § 10 [1]1.).

Im Alten- und Krankenpflegegesetz § 4 (1) ist außerdem die Rede von Ausbildungsplänen der Träger, welche die dreijährige praktische Ausbildung näher (zeitlich und inhaltlich) regeln sollen.

Manche Bundesländer haben auf diese Verordnungen reagiert. Sie haben Rahmenlehrpläne sowohl für die theoretische als auch die prak-tische Pflegeausbildung entwickeln lassen und als „Empfehlungen" verbindlich festgeschrieben (z.B. NRW Ausbildung in der Altenpflege – Praktischer Rahmenlehrplan 9/2006). Sie bieten z.T. eine gute Vor-lage, damit Schulen und Betriebe auf ihre interne Organisation ange-passte Lehr- bzw. Ausbildungspläne erstellen können.

2.4.3 Pflichten der Schülerinnen und Schüler

Lernende haben in beiden Berufsgesetzen dieselben Pflichten (AltPflG § 16/KrPflG § 11):

- Sie haben sich zu bemühen, die in § 3 genannten Kompetenzen (KrPflG) bzw. Kenntnisse, →Fähigkeiten und Fertigkeiten (AltPflG) zu erreichen.
- Sie sind verpflichtet, an den Ausbildungsveranstaltungen teilzunehmen.
- Sie sind verpflichtet, übertragene Aufgaben und Verrichtungen sorgfältig auszuführen.
- Sie sind verpflichtet, die Bestimmungen über die Schweigepflicht einzuhalten und sie müssen über Betriebsgeheimnisse schweigen.

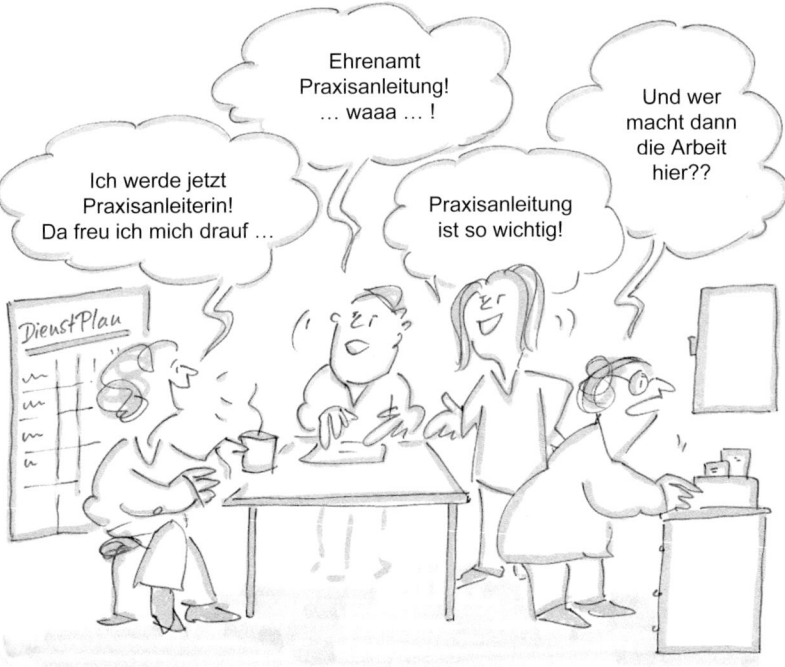

3 Welcher Praxisanleitungskurs ist der richtige?

3.1 Die Qual der Wahl

Sie haben sich entschieden, einen Praxisanleitungskurs zu besuchen. In den Pflegegesetzen wird eine Qualifizierung der Praxisanleitenden gefordert, aber über den Umfang, die Qualität u.ä. wird keine Aussage getroffen. Nur in wenigen Bundesländern gibt es empfehlende Richtlinien zu Umfang und Gestaltung von Praxisanleitungskursen. Auf dem „Fortbildungsmarkt" findet man eine Fülle von Angeboten, die sich in unterschiedlicher Weise in diesen Rahmenbedingungen platzieren.

Zunächst stellt sich die Frage, ob Sie das Bildungsangebot selbst wählen dürfen oder sollen. Vielleicht haben Sie die „Qual der Wahl", aus verschiedenen Gründen ist es aber auch möglich, dass Ihre Leitung einen bestimmten Kurs für Sie ausgewählt hat:

- Kolleginnen haben bereits mehrfach gute Erfahrungen mit einem Praxisanleitungskurs gemacht, mit anderen gab es eher schlechte Erfahrungen.
- Es gibt einen Kostenrahmen für die Kursgebühr, der nicht überschritten werden darf.
- Es gibt eine Kooperation Ihrer Einrichtung mit einem Bildungsträger, der sowohl die schulische als auch die praktische Pflegeausbildung und den Praxisanleitungskurs in guter Abstimmung aufeinander gestaltet.

In jedem Fall erscheint es sinnvoll, sich über Fortbildungsangebote zu informieren. Sie gewinnen so einen Eindruck, was auf Sie zukommt – ob Sie nun selbst aus einem größeren Angebot wählen oder nicht. Dafür bieten sich verschiedene Blickwinkel an.

3.2 Bildungseinrichtung

Geht man im Internet auf die Suche nach Weiterbildungsangeboten für Praxisanleitung in der Pflege, bekommt man den Eindruck, dass es eine kaum überschaubare Menge von Bildungsanbietern mit diesem Angebot gibt. Natürlich wird man zunächst eine regionale Auswahl treffen, denn als Hamburgerin einen Praxisanleitungskurs in München zu besuchen würde sich nicht lohnen.

Grundsätzlich kann man dann aber zwei verschiedene Gruppen unterscheiden: Zum einen gibt es Krankenhäuser oder sozialpflegerische Unternehmen, die selbst in pflegerischen Berufen ausbilden und außerdem →Weiterbildungen anbieten. Diese Angebote richten sich oft in erster Linie an die eigenen Mitarbeitenden, man kann sich in der Regel aber auch als Externer anmelden. In diesen Lehrgängen wird man manches über die Arbeitssituation in dieser Institution erfahren. Eventuell gibt es auch bei einigen Inhalten eine Bezugnahme auf die Arbeitspraxis dieses Unternehmens, z.B. Dokumentationssysteme oder interne Qualitätsstandards betreffend.

Zum anderen gibt Aus-, Fort- und Weiterbildungsinstitute in privater Trägerschaft oder in Trägerschaft von Verbänden, die ihre Lehrgänge auf dem Markt der beruflichen Bildung anbieten. Hier werden Sie in gemischten Teilnehmergruppen viel über unterschiedliche Einrichtungen erfahren, die Inhalte werden sich – was die Praxisorientierung betrifft - an einem allgemeinen gemeinsamen Standard orientieren oder eventuell an der Praxis der Teilnehmenden. Die meisten Anbieter orientieren sich jedoch in der Regel an den gesetzlichen Vorgaben [→Kap. 2].

3.3 Zielgruppe

Es ist sinnvoll, nachzufragen, ob sich ein Praxisanleitungskurs auf alle Pflegeberufe bzw. -einrichtungen bezieht oder ob er auf die spezielle Situation der praktischen Ausbildung z.b. in der Altenpflege ausgerichtet ist. Dies geht aus den Informationen zum Kurs manchmal nicht hervor. Wird im Kurs mit einem *erfahrungsorientierten Ansatz* gearbeitet, können sich daraus unterschiedliche Lernbezüge ergeben. Wenn z.b. eine Krankenschwester aus einem ambulanten Dienst an einem Praxisanleitungskurs teilnimmt, der hauptsächlich von Pflegekräften aus der stationären Altenarbeit besucht wird, werden ihr die alltagspraktischen Bezüge für ihre eigenen Fragestellungen wenig nützen. (Für manchen kann es natürlich gerade deshalb auch ein interessanter Kurs sein.)

3.4 Kursstruktur

Praxisanleitungskurse finden meist in mehreren Kursabschnitten statt, zwischen denen ein- bis zweimonatige Praxisphasen liegen, in denen bei manchen Angeboten sogenannte *Praxisaufgaben* zu bearbeiten sind. Man unterscheidet hier zwischen *Präsenzzeiten*, den eigentlichen Seminaren mit der Gruppe und den Dozenten, und den *Selbstlernzeiten*, in denen allein, zu zweit oder zu dritt selbstorganisiert die Praxis- oder Hausaufgaben bearbeitet werden

In der Regel gibt es für die erfolgreiche Teilnahme und die Erfüllung aller Aufgaben ein *Zertifikat*. Der Umfang von Praxisanleitungskursen für die Pflege beträgt meistens um 200 Stunden insgesamt. Der Anteil der Selbstlernzeiten darin variiert – manchmal kommt er zu den 200 Stunden dazu, manchmal ist er bereits darin enthalten.

3.5 Methodik und Didaktik

Berufliche Fort- und Weiterbildungen gehören zur →Erwachsenenbildung (EB). Eine Orientierung an Methoden der EB setzt auf das selbstständige und selbsttätige Erschließen von Wissen. Das heißt, Interesse am →Lernen, Motivation und „wissen wofür" wird bei den (erwachsenen) Teilnehmenden vorausgesetzt. Dies ist zunächst nicht sehr verschieden zu einem modernen Verständnis im Ausbildungskontext, in dem schließlich auch mit (jungen) Erwachsenen gearbeitet wird.

Es gibt aber Unterschiede, die den eigentlichen Charakter beruflicher Erwachsenenbildung ausmachen:

- Es gibt keine Zensuren, Bewertungen oder gar Sanktionen für nicht oder schlecht erbrachte Leistungen.
- In der modernen Erwachsenenbildung wird weniger „belehrt" als vielmehr Lernen begleitet", auch im Sinne einer →Beratung für die Umsetzung des Erlernten.
- Es wird eine interessierte Teilnahme und Fragehaltung erwartet und häufiger auch, dass Beispiele aus der eigenen Praxis eingebracht werden – z.B. als Arbeitsmaterial für ein *handlungsorientiertes Vorgehen* im Kurs. Dieser an den beruflichen Erfahrungen orientierte Ansatz ist Ausdruck eines handlungsorientierten Verständnisses von beruflicher Erwachsenenbildung.

Methodisch werden Sie eventuell manches Vorgehen wiederfinden, das es (heutzutage) auch in der pflegerischen →Ausbildung gibt: Teilnehmende erschließen sich Wissen z.B. in *Gruppenarbeiten* oder vertiefen es nach Referaten durch Dozenten. In gemeinsamen Reflexions- und Deutungsprozessen wird z.B. mit *szenischem Spiel* oder *kollegialer Beratung* über das eigene Tun nachgedacht. Das erwünschte Handeln wird z.B. in *Rollenspielen* ausprobiert, eingeübt und überprüft. Unabhängig von den Methoden gibt es in jeder (Lern-)Gruppe eine besondere *Gruppendynamik*.

Die Gesetzmäßigkeiten der Dynamik in Gruppen sind sozialwissenschaftlich erforscht worden. Pädagogen, die dies berücksichtigen, werden entsprechende Phänomene für Lernerfahrungen nutzen.

Grundsätzlich orientieren heute viele Weiterbildungseinrichtungen ihre Angebote daran, wie sie die Entwicklung von Kompetenzen unterstützen können. Dabei geht es zunächst um die Frage, welche persönlichen, sozialen oder fachlich-methodischen Kompetenzen für Praxisanleitende erwünscht sind.

Didaktisch soll pflegerische Ausbildung nach der Gesetzgebung der letzten Jahre mit einer Orientierung an *Lernfeldern* [→Kap. 2.3] erfolgen. War der Unterricht früher in „Fächer" eingeteilt, sollen heute der Ausgangspunkt (Teil-)Lernfelder sein. In ihnen findet sich ein realistisches Abbild der Berufspraxis, Lernende sollen so auch im schulischen Unterricht besser Handlungskompetenz (→berufliche Handlungskompetenz) erwerben. Idealerweise wird mit *Lernsituationen* gearbeitet, in denen sich der praktische Alltag widerspiegelt und die eine Fülle fachlicher Bezüge aufweisen.

Konsequent wäre es, diesen Ansatz auch in der praktischen Ausbildung und damit im Praxisanleitungskurs wiederzufinden. Das würde bedeuten, nicht in Themenbereichen zu lernen (z.B. Haftungsrecht, →Kommunikation, →Gesprächsführung) sondern an →*Handlungssituationen* aus dem Anleitungsalltag orientiert.

Mit diesen verschiedenen Blickwinkeln können Sie Informationen über das Kursangebot besser zuordnen. Eine Entscheidung für einen bestimmten Kurs wird aber sicher auch davon abhängen, was für Sie persönlich am besten vorstellbar ist. Und nicht zuletzt wird es eine Abstimmung mit Ihrer Leitung darüber geben müssen, was sie von Ihrer Teilnahme an einem Praxisanleitungskurs erwartet. Darüber sollten Sie sich unbedingt vorher verständigen.

3.6 Passt meine Wahl in meine derzeitige Lebenssituation?

Last but not least bleibt bei der endgültigen Entscheidung für ein Bildungsangebot die Frage, ob dieses mit all seinen Rahmenbedingungen in Ihre derzeitige Lebenssituation passt. Wenn Sie gewohnt sind, im Schichtdienst zu arbeiten und ihr Alltagsleben darauf abgestimmt haben, müssen Sie sich eventuell auf einen 8-Stunden-Tag umstellen – sei es für eventuelle Kinderbetreuung oder andere organisatorische Fragen.

Bei weiter entfernt liegenden Bildungseinrichtungen sind Sie eventuell gezwungen, mehrere Tage mit Übernachtungen außer Haus zu sein.

Wichtig ist es auch, zu überprüfen, ob der Arbeitgeber die Kosten komplett übernimmt oder ob es einen Rest gibt, den Sie selbst tragen müssen (z.B. Kosten für Mahlzeiten, Fahrtkosten, Gebühren für Parkplätze).

Sind sie in Teilzeit beschäftigt, kann es je nach Tarifvertrag sein, dass die zusätzlichen Stunden eines Fortbildungstages auf Ihre Kosten gehen – nach der Regel 1 Fortbildungstag = 1 Arbeitstag.

Schließlich bleibt die Frage ihrer Anbindung an den derzeitigen Arbeitgeber. Es gibt in manchen Tarifverträgen einen Paragrafen, in dem beschrieben wird, wie mit den Kosten der →Fortbildung umgegangen wird, wenn Sie in den Jahren nach Absolvierung den Arbeitgeber verlassen. Es kann sein, dass Sie durch Ihren Arbeitsvertrag verpflichtet sind (z.b. bei Kündigung im ersten Jahr nach der Fortbildung) die Kosten zurückzuzahlen. Dies sollten Sie berücksichtigen, wenn Sie vorher schon wissen, dass Sie vielleicht Ihren Arbeitgeber wechseln wollen. Werden Sie gekündigt, ist Ihr Arbeitsvertrag befristet bzw. werden Sie krank oder schwanger, dann kann es keine Rückforderungen geben. Ihre Mitarbeitervertretung bzw. Personalrat, Gewerkschaft oder Berufsverband wissen dies genauer.

4 Über das Lernen und Lehren in der Pflegepraxis

Die Pflegedidaktikerinnen Franziska Fichtmüller und Anja Walter haben mit ihrer Forschungsarbeit (Fichtmüller und Walter 2007) einen Beitrag zum besseren Verstehen des Lernens in der Pflegepraxis erarbeitet. Dazu haben sie viele Anleitungssituationen in der Pflegepraxis beobachtet und Praxisanleitende und Lernende zu gemeinsam erlebten (Anleitungs-)Situationen befragt. Einige Ergebnisse werden in diesem Kapitel vorgestellt. Sie können dabei helfen, das tägliche Anleitungshandeln zu reflektieren und zu begründen.

Schließlich können aus den gewonnenen Erkenntnissen kreative Anleitungsideen entwickelt werden.

4.1 Wie wird in der Pflegepraxis gelernt?

Die Frage könnte auch lauten: Wie eignen sich Lernende Pflege an? Damit sind die Lernenden ins Zentrum der Betrachtung gerückt. Aus ihrer Perspektive gilt es wahrzunehmen, wie →Lernen erfolgt.

Lernen in der Pflegepraxis geschieht überwiegend beiläufig. Dieses Lernen wird auch **implizites** Lernen genannt und erfolgt oft nicht bewusst. Es ist in die Arbeitszusammenhänge integriert – es geschieht gleichsam nebenbei. Daneben wird natürlich auch zielgerichtet, bewusst – also **explizit** – gelernt.

Planen Sie mit Lernenden eine Anleitungssituation, werden Sie in der Regel bestimmte →Lernziele verfolgen. Wie nebenbei lernen Lernende aber auch allein dadurch, dass Sie den ganzen Vormittag mit Ihnen zusammen sind. Die Lernenden nehmen beiläufig wahr, wie Sie Handlungsprobleme lösen und welche Prioritäten Sie dabei setzen. Auch wenn dies nicht zu den vereinbarten Zielen gehört, lernen die Lernenden etwas über Problemlösung und Prioritätensetzung.

Ein Beispiel dafür, welche Rolle das implizite Lernen spielt, ist die Wahrnehmung bestimmter Wertigkeiten pflegerischer Einzelhandlungen. Für Lernende erscheinen manche Handlungen mehr „wert" als andere. Sie möchten diese Handlungen schnell lernen, weil sie daran messen, „wie weit" sie in der →Ausbildung sind. Dazu gehören z.b. das Spritzen, der Verbandwechsel oder die Infusionsvorbereitung. Diese Wertigkeit wird implizit auch „gelehrt"– sowohl von Praxisanleitenden als auch von Lehrenden der Schule. So berichten z.b. Praxisanleitende, bei welchen Tätigkeiten sie Lernende allein arbeiten lassen und wann sie diese begleiten: Einzelhandlungen mit „höherer Wertigkeit" werden eher begleitet und damit lernrelevant.

Die Wertigkeit lässt sich auch an den Inhalten von Reflexionsgesprächen und Prüfungsprotokollen ablesen. Zu „höherwertigen" pflegerischen Einzelhandlungen erhalten die Lernenden z.b. detailliertere Rückmeldungen. Über solche Wege eignen sich die Lernenden implizit die Zuschreibung von Wertigkeiten an.

Bedeutsam ist die Wertigkeit z.b. auch, weil Lernende Handlungsproblematiken im Zusammenhang mit pflegerischen Einzelhandlungen, die „weniger wert" sind, eher exkludieren – also übergehen [→Kap. 4.4.4]. Erleben sie z.b. eine Unsicherheit bei der Körperpflege einer Patientin, gehen sie eher darüber hinweg, als wenn sie bei einem Verbandwechsel nicht weiterwissen oder -können.

Es ist also für Praxisanleitende bedeutsam, sich darüber bewusst zu sein, dass nicht nur explizit gelernt wird, sondern maßgebliche Aneignungsprozesse implizit verlaufen.

4.2 „Schmerzen sind subjektiv" – Beispiel einer Anleitungssituation

Im Folgenden wird ein Datenbeispiel aus der Arbeit von Fichtmüller und Walter (2007, S. 371 ff.) vorgestellt. In den darauffolgenden Abschnitten [→Kap. 4.3] wird dieses Beispiel verwendet, um Begriffe der Theorie „Pflege gestalten lernen in der Pflegepraxis" zu erklären bzw. zu illustrieren.

Frau Weber wird in wenigen Wochen in einer chirurgischen Abteilung ihr pflegepraktisches Examen ablegen. Zur Vorbereitung darauf arbeitet sie an einem Vormittag mit ihrer Praxisanleiterin. Auch ihre Lehrerin ist teilweise anwesend.

Im Beobachtungsprotokoll ist notiert:

Frau Weber geht mit dem Verbandwagen in das Zimmer mit ihren vier Patientinnen. Drei Patientinnen sitzen am Tisch beim Frühstück. Die vierte Patientin wirkt zurückgezogen, sie ist schwerhörig und liegt im Bett. Frau Weber möchte eigentlich einen Verbandwechsel durchführen, muss die Patientinnen jedoch zunächst vom Tisch ins Bett begleiten. Ich habe den Eindruck, die Lernende überlegt noch, wie sie das tun soll, als die Patientin im vierten Bett in den Raum hinein sagt: „Ich habe solche Schmerzen." Sie liegt dabei seitlich im Bett mit dem Kopf zur Wand. Die Lernende kann ihr Gesicht nicht sehen. Sie bereitet weiter den Transfer der anderen Patientinnen vor. Ich bin nicht sicher, ob sie die Äußerung der Patientin gehört hat.

Die Lehrerin bedeutet Frau Weber, an das Bett der Patientin zu treten. Die Patientin wiederholt: „Ich habe solche Schmerzen". Die Lernende fragt die Patientin, ob sie die Schmerzen schon seit heute morgen hat. Die Antwort der Patientin kann ich nicht verstehen, obwohl ich nah am Bett stehe. Frau Weber sagt: „Ich gucke mal", und wendet sich wieder den anderen Patientinnen zu.

Im Auswertungsgespräch gibt die Lehrerin Frau Weber die Rückmeldung: „Sie hören nicht mehr hin, wenn Sie Stress haben. Das ist gefährlich, z.B. wenn Patienten Schmerzen haben."

Diese kurze Sequenz des Anleitungsvormittags wird auch im anschließenden Interview angesprochen. Auf die Frage der Interviewerin, was sie gelernt hat, antwortet die Lernende Frau Weber:

„Dass man doch schneller reagieren sollte. Ich meine, ich kannte die Patientin vorher schon. Sie sagt immer: Ich habe Schmerzen, ich habe Schmerzen, ich habe Schmerzen. Also es war bekannt und sie hat heute früh Schmerztropfen bekommen. Also man muss wirklich herausfiltern, was meint die Patientin im Ernst und was nicht."

Die Interviewerin fragt die Lernende auch, was sie im Unterricht zum Thema Schmerz gelernt hat. Sie sagt:

„Schmerzsymptome sind subjektiv; man kann sie selbst nicht einschätzen, sondern nur laut Angaben des Patienten und demzufolge muss man dem eigentlich auch glauben. Fällt mir jetzt spontan ein (…) mir fehlt in der Hinsicht wahrscheinlich noch ein bisschen Sensibilität, würde ich denken. Also wirklich dann darauf einzugehen und zu hinterfragen."

Später führt sie noch aus:

„Ich bin noch in vielen Sachen unsicher. Es ist aber auch viel Manipulation von der Station – das ist wirklich so. Man kann von einer Station kommen, die sind total lieb und die gehen auf Patienten ein und man macht das auch alles, man macht das automatisch mit und man kommt auf eine andere Station und da ist der Patient Objekt, liegt im Bett, wird ein bisschen versorgt und man braucht nicht näher drauf eingehen und man macht das automatisch mit – ist wirklich so. Also es ist – finde ich – sehr schwer, seine eigenen Bedürfnissen und was man gelernt hat wirklich durchzusetzen – das muss ich halt noch machen."

4.3 Pflege gestalten lernen in der Pflegepraxis

In der pflegedidaktischen Theorie „Pflege gestalten lernen in der Pflegepraxis" (Fichtmüller und Walter 2007) wird aufgezeigt, in welcher Art und Weise Lernen in der Pflegepraxis geschieht. Der Begriff „Pflege gestalten" nimmt alle Anforderungen auf, denen die Lernenden in der Pflegepraxis begegnen. Und er unterstreicht, wie über die Bewältigung der Anforderungen das berufliche Handeln ausgestaltet wird – also eine Gestalt annimmt.

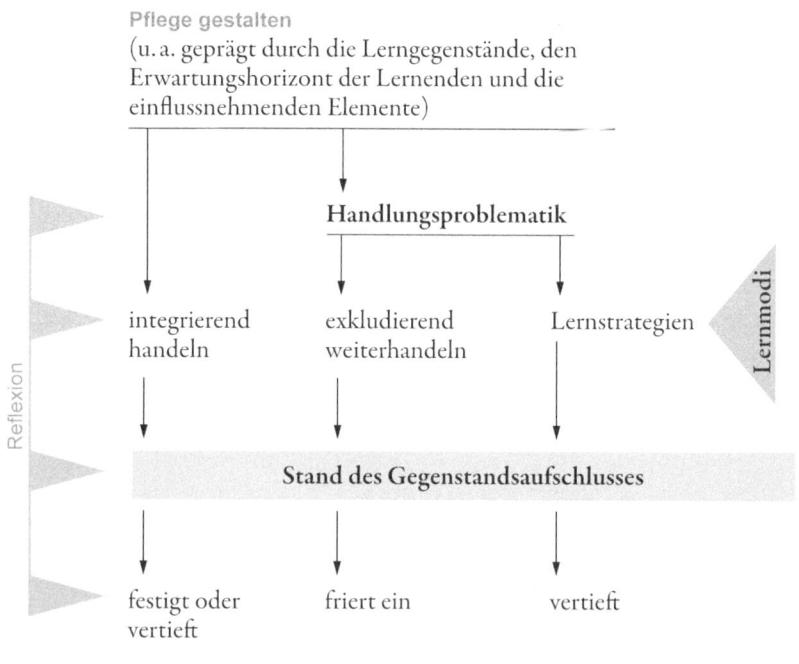

Pflege gestalten
(u. a. geprägt durch die Lerngegenstände, den
Erwartungshorizont der Lernenden und die
einflussnehmenden Elemente)

Handlungsproblematik

integrierend   exkludierend   Lernstrategien
handeln   weiterhandeln

Reflexion

Lernmodi

Stand des Gegenstandsaufschlusses

festigt oder   friert ein   vertieft
vertieft

Die Theorie „Pflege gestalten lernen in der Pflegepraxis" (Fichtmüller und Walter 2007)

Das Lernen in der Pflegepraxis ist von mehreren Faktoren geprägt: den Lerngegenständen [→Kap. 4.3.1], den einflussnehmenden Elementen [→Kap. 4.3.2] und dem Erwartungshorizont der Lernenden [→Kap. 4.3.3]. In jeder Situation kann die Lernende in einem von drei Lernmodi [→Kap. 4.3.4] reagieren: 1. falls keine Schwierigkeiten auftreten, durch integrierendes Handeln; falls die Lernende aber auf eine Handlungsproblematik stößt, also ins Stocken gerät, kann sie 2. entweder exkludierend weiterhandeln oder sie kann dies 3. als Anlass nehmen, eine Lernstrategie anzuwenden. Je nachdem, welche der drei Optionen (oft implizit) gewählt wird, ändert sich der Stand des Gegenstandsaufschlusses [→Kap. 4.3.5]. Am Ende und auch im Verlauf des Prozesses steht die Reflexion [→Kap. 4.3.6], die das Gelernte verfestigen oder vertiefen kann.

4.3.1 Lerngegenstände

Im Begriff „Pflege gestalten" sind alle Lerngegenstände aufgehoben, mit denen sich Lernende auseinandersetzen müssen. In der Pflegepraxis lassen sich folgende Lerngegenstände unterscheiden:
- Aufmerksam-Sein
- pflegerische Einzelhandlungen gestalten
- Urteile bilden
- Arbeitsabläufe gestalten

In der Anleitungssituation von Frau Weber [→Kap. 4.2] geht es u.a. um das Lernen von **Aufmerksam-Sein**. Als ausgesprochener Lerngegenstand kommt dem Aufmerksam-Sein kaum Bedeutung zu. Den Lernenden werden zwar häufig Rückmeldungen zu ihrem vorhandenen oder nicht vorhandenen „Rundumblick" gegeben, explizite Anleitungssituationen werden dazu jedoch kaum gestaltet. Frau Webers Aufmerksamkeit war deutlich auf den Verbandwechsel fixiert. Sie war noch unsicher in der Technik und hatte deshalb keine Aufmerksamkeit für die Äußerung der Patientin frei. Aufmerksamkeit wird freigesetzt, wenn Lernende über eine →Routine in der Technik einer pflegerischen Einzelhandlung verfügen.

Frau Weber ging mit einem bestimmten Erwartungshorizont [→Kap. 4.3.3] in die Situation. Dieser beschreibt die Voraussetzungen, die Frau Weber für die Bewältigung der Situation mitbringt, und ist z.b. bestimmt durch ihre Vorerfahrungen mit der Technik des Verbandwechsels, ihrem Selbstbild und ihren verfügbaren Lernstrategien.

Die Lernende Frau Weber hat im Interview gezeigt, dass sie über pflegerisches Wissen zum Thema Schmerzen und über **pflegerische Einzelhandlungen** verfügt. Trotzdem kann sie nicht angemessen auf die Schmerzäußerung reagieren. Ihr Wissen bleibt träge: Frau Weber verfügt über ein Wissen ohne Können – Wissen, das nicht handlungswirksam wird.

Die Situation zeigt weiterhin, dass eine eigene **Urteilsbildung** nicht erfolgt. Frau Weber macht sich zunächst kein eigenes Bild von den Schmerzen der Patientin – sind die Schmerzen „bekannt", bedarf es keiner differenzierten Schmerzeinschätzung mehr. Erst durch die →Reflexion im Interview pendelt sie sich auf ihr eigenes Urteil ein, das sie mit einer eigenen Begründung versieht. Sie sagt schließlich:

„Ich glaube wirklich, dass sie (die Patientin) Schmerzen hat, weil sie sie auch immer an derselben Stelle angibt."

Hier spricht Frau Weber in der Ich-Form und äußert eine ganz eigene Beobachtung als Urteilskriterium.

In der Situation, die Frau Weber bewältigen muss, zeigt sich schließlich auch die **Arbeitsablaufgestaltung**. Entlang eingeschliffener Gepflogenheiten versorgt sie die Patientinnen in der Reihenfolge der Stellung ihrer Betten – die vierte Patientin ist die letzte in ihrer Reihenfolge und somit noch nicht im Fokus ihrer Aufmerksamkeit.

4.3.2 Einflussnehmende Elemente

Für die Anleitungssituation Frau Webers [→Kap. 4.2] lassen sich mehrere einflussnehmende Elemente identifizieren. Sie entfalten auf die Aneignung aller Lerngegenstände maßgeblichen Einfluss.

Frau Weber thematisiert z.b. ihre **Position als Lernende**. Sie beschreibt, wie sie sich als Lernende fühlt – nämlich „manipuliert". Sie hat ein Selbstbild als „untergeordnete Arbeitskraft". Lernende, die ein solches Selbstbild in sich tragen, wollen einen reibungslosen Ablauf gewährleisten. Erleben sie ein **Handlungsproblem** [→Kap. 4.3.4], wissen sie also nicht weiter und stockt ihr Handeln, übergehen sie dieses eher. Im Gegensatz dazu gibt es auch Lernende, die sich selbstverständlich als Lernende sehen und eher Lernstrategien wählen, wenn sie sich mit einem Handlungsproblem konfrontiert sehen.

Zwei weitere einflussnehmende Elemente sind das erlebte Pflegehandeln von **Modellpersonen** und die **Lernatmosphäre**. Frau Weber führt aus, dass sie „automatisch mitmacht", was die Pflegenden ihr vorzeigen – sie übernimmt, was sie erlebt. Die Lernatmosphäre kommt z.b. darin zum Ausdruck, dass Frau Weber nach der Auswertung sagt: „Ich habe mir ihre (gemeint ist die Lehrerin) Worte zu Herzen genommen." Die Lehrerin hat sie emotional erreicht.

4.3.3 Erwartungshorizont

Die Lernenden begegnen den Anforderungen in der Pflegepraxis mit einem bestimmten Erwartungshorizont. Er beschreibt, wie am Beispiel von Frau Weber bereits erwähnt [→Kap. 4.2], die Voraussetzungen, die Lernende in die jeweilige Situation mitbringen. Der Erwartungshorizont umfasst unter anderem:
- jegliches (Vor-)Wissen und damit sowohl in der Schule Erlerntes als auch Erfahrungswissen
- das Selbstbild der Lernenden
- ihre Vorstellung zum →Transfer zwischen Theorie und Praxis
- ihre verfügbaren Lernstrategien

4.3.4 Einen Lernmodus wählen

Frau Weber hat die Pflegesituation [→Kap. 4.2] zunächst integrierend bewältigt.

Beim **integrierenden Handeln** werden die situativen Anforderungen (hier die Schmerzäußerung der Patientin) von der Lernenden handelnd integriert. Das heißt, sie sieht eine →Handlungssituation und bewältigt sie ganz selbstverständlich. Damit ist nicht gesagt, dass die Handlungen auch korrekt oder angemessen ausgeführt werden, sondern lediglich, dass während der Handlungen keine Unsicherheiten auftreten. Wenn Lernende wiederholt bestimmte Anforderungen integrierend bewältigen, bilden sie eventuell →Routinen oder Gewohnheiten aus, die sich erst in einer Praxisbegleitung oder Prüfungsvorbereitung als angemessen oder unangemessen erweisen.

Es kann aber auch sein, dass die Handlungen der Lernenden ins Stocken geraten; es treten Unsicherheiten darüber auf, wie die Handlungen korrekt auszuführen sind, oder die Vorstellungen über eine korrekte Pflegehandlung lassen sich in der Situation nicht realisieren: Es tritt eine **Handlungsproblematik** auf. Solch eine Handlungsproblematik kann von den Lernenden selbst erlebt werden, sie kann aber auch durch die Praxisanleitende bewusst herbeigeführt werden, z.B. durch gezielte Aufmerksamkeitslenkung während oder nach einer bereits durchgeführten Handlung (z.B. beim Reflektieren [→Kap. 4.3.6]).

Die Lehrerin ist es, die bei Frau Weber eine Handlungsproblematik auslöst, indem sie ihr bedeutet, an das Bett der Patientin zu treten, die Schmerzen geäußert hat. Frau Weber wird somit gezwungen, ihren Handlungsfluss zu unterbrechen. Auch die Thematisierung der Situation im Reflexionsgespräch löst eine nachträgliche Handlungsproblematik aus.

Erleben die Lernenden eine Handlungsproblematik (geraten sie also aufgrund einer Frage oder Unsicherheit ins Stocken) können sie auf zwei Weisen reagieren: durch exkludierendes (ausschließendes) Weiterhandeln oder durch Lernstrategien. Beim **exkludierenden Weiterhandeln** übergehen die Lernenden die Irritation oder Unsicherheit, sie verhalten sich so, als hätte es sie nicht gegeben. Reagieren die Lernenden auf eine Handlungsproblematik mit einer **Lernstrategie,** bedeutet dies, dass sie die Unsicherheit ernst nehmen und als Ausgangspunkt für einen Lernprozess begreifen. Eine Lernstrategie wäre z.b. eine Frage zu stellen oder sich an einen geschützten Lernort zurückzuziehen.

Welchen Lernmodus die Lernende wählt, ist z.B. von ihrem Selbstbild, von der Lernatmosphäre und von der Wertigkeit der pflegerischen Einzelhandlung abhängig: Fühlen sich Lernende als „untergeordnete Arbeitskraft", handeln sie eher integrierend oder antworten auf eine Handlungsproblematik mit exkludierendem Weiterhandeln. Lernende, die sich selbstverständlich als Lernende fühlen, sind für Handlungsproblematiken mehr sensibilisiert und antworten ihnen eher mit Lernstrategien. In einer lernförderlichen Atmosphäre werden eher Unsicherheiten zugelassen und Lernstrategien verfolgt. Geht es um eine pflegerische Einzelhandlung, der eine „höhere" Wertigkeit zugesprochen wird, wird die Handlungsproblematik eher empfunden als bei Handlungen mit „geringer" Wertigkeit.

Die Handlungsproblematik, welche die Lehrerin im Reflexionsgespräch auslöst, führt bei Frau Weber zu Betroffenheit. Über die Reflexion im Interview und die emotionale Beziehung, die sie zur Lehrerin hat, kann Frau Weber schließlich ein Lernbedürfnis formulieren:

„Also es ist – finde ich – sehr schwer, seine eigenen Bedürfnissen und was man gelernt hat wirklich durchzusetzen – das muss ich halt noch machen."

4.3.5 Gegenstandsaufschluss

Mit Gegenstandsaufschluss wird beschrieben, welches Verständnis, Wissen und welche Handlungsmöglichkeiten Lernende bezogen auf einen konkreten Lerngegenstand haben.

Die folgenden drei Lernmodi wirken sich jeweils charakteristisch auf den Gegenstandsaufschluss aus. Ausgangspunkt ist der Gegenstandsaufschluss vor der Handlung. Er ist Teil des Erwartungshorizonts, mit dem Lernende in die Situation hineingehen. Während der Handlung verändert sich der Gegenstandsaufschluss, je nachdem, welcher Lernmodus gewählt wird:

- Der Lernmodus Lernstrategien **vertieft** den Gegenstandsaufschluss.
- Der Modus integrierendes Handeln **festigt oder vertieft** den Gegenstandsaufschluss.
- Beim exkludierenden Weiterhandeln wird er gleichsam **eingefroren**. Anders ausgedrückt: Übergehen die Lernenden ein erlebtes Handlungsproblem, verbleibt der Gegenstandsaufschluss in dem vorherigen Stadium (s. Abb. in Kap. 4.3).

Bei Frau Weber drohte der Gegenstandsaufschlusses zunächst einzufrieren. Dies zeigt sich in folgender Passage:

„Ich meine, ich kannte die Patientin vorher schon. Sie sagt immer: Ich habe Schmerzen, ich habe Schmerzen, ich habe Schmerzen. Also es war bekannt und sie hat heute früh Schmerztropfen bekommen. Also man muss wirklich herausfiltern, was meint die Patientin im Ernst und was nicht."

Es kann vermutet werden, dass die Lernende über die →Reflexionen eine Vertiefung des Gegenstandsaufschlusses erreichen kann, wenn sie schließlich sagt:

„Ich glaube wirklich, dass sie (die Patientin) Schmerzen hat, weil sie sie auch immer an derselben Stelle angibt."

4.3.6 Reflexion

Mit Reflexion [→Kap. 8.3] ist hier eine bewusste Betrachtung während oder nach einer Handlung beschrieben. Die →Reflexion kann von der Lernenden selbst ausgehen oder von außen, z.B. von der Praxisanleiterin, angeregt werden, sie kann aber auch ausbleiben. Die Reflexion wirkt sich auf den Erwartungshorizont und somit auf den Gegenstandsaufschluss aus und führt zur Verfestigung oder Vertiefung des Gelernten.

Reflektieren tritt entschieden häufiger auf, wenn Lernende durch Lehrende begleitet werden. Beeinflussend wirken hier weiterhin die Eigenschaften der Lerngegenstände, das Selbstverständnis der Lernenden, die Wertschätzung expliziten Wissens als Reflexionshilfe sowie die Lernatmosphäre, wie am Beispiel von Frau Weber bereits deutlich wurde.

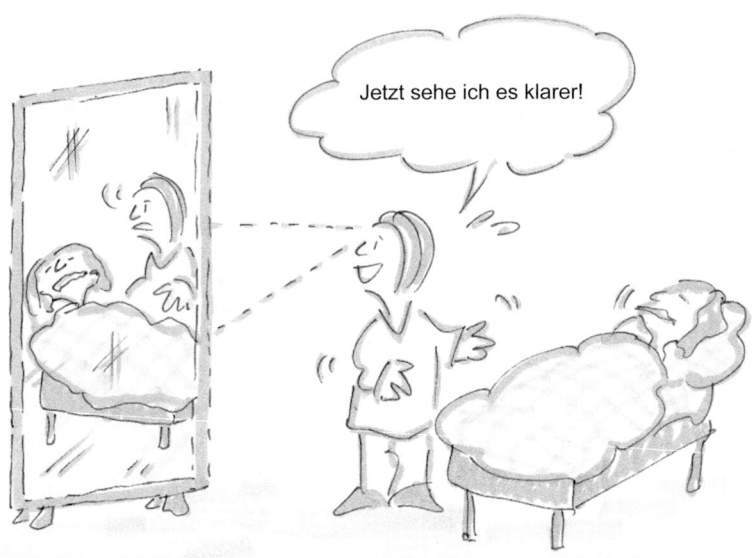

4.4 Konsequenzen für alltägliches Anleitungshandeln

Aus den Ergebnissen dieser Beobachtungen werden hier einige Konsequenzen für alltägliches Anleitungshandeln abgeleitet.

Die Lerngegenstände *Aufmerksam-Sein* und *Urteile bilden* sollten stärker explizit lernrelevant werden. Die Daten haben gezeigt, dass die Aneignung dieser Gegenstände eher implizit erfolgt, Lernende erhalten hierzu wenig explizite Lerngelegenheiten. Freischwebende Aufmerksamkeit kann z.b. dadurch eingeübt werden, dass Lernende einmal „zweckfrei" in ein Patienten- bzw. Bewohnerzimmer geschickt werden. Sie können den Auftrag erhalten, alles zu beobachten, was ihnen auffällt. Später können in eine solche Übung Beobachtungskriterien integriert werden.

Das Augenmerk kann sich darüber hinaus auf den Prozess der *Urteilsbildung* richten. Urteilskriterien können dabei reflektiert und kritisch hinterfragt werden (z.B. kann kritisch reflektiert werden, dass Lernende die Ausführung einer Handlung oft damit begründen, dass sie es selbst gern so hätten). Ziel ist hierbei, dass Lernende begründete Urteile unter Hinzuziehung verschiedener Kriterien bilden können.

In Anleitungssituationen kann es äußerst bedeutsam sein, den Moment des Erlebens eines *Handlungsproblems* bei Lernenden stärker wahrzunehmen, um darüber in der →Reflexion ins Gespräch zu kommen. Die bewusste Wahrnehmung eines Handlungsproblems kann zu einem besonders gelingenden Lernprozess führen. Lernende können hierbei erleben, dass ein ernst genommenes Handlungsproblem Lernmöglichkeiten beinhaltet. Auch die zumeist unbewusste Wahl der Antwort auf eine Handlungsproblematik kann reflektiert werden.

Die zugeschriebene *Wertigkeit* pflegerischer Einzelhandlungen kann hinterfragt werden. Es sollten detaillierte Rückmeldungen zu allen pflegerischen Handlungen gegeben werden. Auch die Prüfungsprotokolle daraufhin zu betrachten, könnte erkenntnisförderlich sein.

Kritisch reflektiert werden kann die Anleitungspraxis auch danach, bei welchen pflegerischen Einzelhandlungen Lernende immer, selten oder nie begleitet werden und welche Gründe dafür angegeben werden.

Den Lernenden einen tieferen *Gegenstandsaufschluss* zu ermöglichen kann heißen, sich nicht mit oberflächlichen Begründungen für Urteile zufriedenzugeben – ggf. kann gemeinsam nach Begründungen gesucht werden. Dadurch kann auch der Erwerb handlungswirksamen Wissens unterstützt werden. Wenn Sie Lernende dazu befragen, was sie in der Schule zu einer erlebten Pflegesituation gelernt haben, wird Wissen in die Situation „eingehängt", es wird mit konkreten Patienten, Bewohnern bzw. Situationen verbunden. Wissen verbleibt dann nicht träge in einer (Denk-)Schublade. Und es kann heißen, Lernanlässe überhaupt aufzugreifen. Allzu oft werden kleine Situationen nicht als Lernanlässe gedeutet und die Lernmöglichkeit zieht ungenutzt vorüber.

Alle Ergebnisse zeigen die immense Bedeutung von →Reflexion über gemeinsam erlebte Situationen. Beim Reflektieren wird ein Lernprozess angeregt, der über die →Ausbildung hinaus den Weg zum lebenslangen →Lernen bereitet. In die Reflexion sollte Erfahrungswissen von Praxisanleitenden ebenso einbezogen werden wie pflegewissenschaftliches Wissen.

Schließlich verweisen die Daten darauf, in welch hohem Maße das Lernen in der Pflegepraxis von Emotionen bedingt und begleitet ist. Frau Weber zeigt z.B. im Interview zunehmend eine große emotionale Betroffenheit darüber, dass sie die Schmerzäußerung der Patientin so wenig ernst genommen hat. Unter anderem diese Betroffenheit bereitet den Boden für ihre Lernbereitschaft. Der Bedeutung von Emotionen im Lernprozess können Praxisanleitende z.B. durch die aktive Gestaltung der Lernatmosphäre Rechnung tragen. In lernförderlichen Atmosphären – so haben die Daten gezeigt – sind die Lernenden eher bereit, offen mit Unsicherheiten umzugehen – sie deuten die Grenzen ihres Wissens und Könnens besser als Lernanlass.

5 Bald kommt mein Schüler

Praxisphasen in Pflegeausbildungen haben viele Gesichter. Eine Lernende, die ihren Ausbildungsvertrag mit einem Pflegeheim von überschaubarer Größe hat, wird oft über die drei Jahre dieselbe Praxisanleiterin haben. Die Lebenssituationen der Heimbewohner sind relativ homogen im Vergleich zum Krankenhaus oder der ambulanten Pflege.

Eine Lernende der Gesundheits- und Krankenpflege, die in der Schule eines großen Krankenhauses ausgebildet wird und auf vielen unterschiedlichen Stationen ihre praktische →Ausbildung erfährt, erlebt in den Praxisblöcken immer wieder andere Teams und unterschiedlich geprägte Fachdisziplinen mit entsprechend verschiedenen Arbeitsstilen.

Lernende werden demnach unterschiedlich stark in ihrer Selbstständigkeit und Eigenverantwortung für ihren Lernprozess gefordert. So kann es am Lernort ambulante Pflege sein, dass Lernende nach einer Einarbeitungszeit allein Touren übernehmen oder im Altenheim allein in einem Wohnbereich Dienst haben – im Hintergrund mit einer verantwortlichen Pflegefachkraft, die nur im Notfall per Telefon erreichbar ist.

Praxisanleitende haben also vorausschauend zu planen, wie sie Lernende auf der Grundlage ihrer Lernvoraussetzungen, der Vorgaben und der Gegebenheiten ihres Arbeitsbereiches am besten in der praktischen Lernphase begleiten können.

Einen Überblick, was im Vorfeld zu beachten ist, gibt die folgende Mindmap [→auch Kap. 8.2.2]:

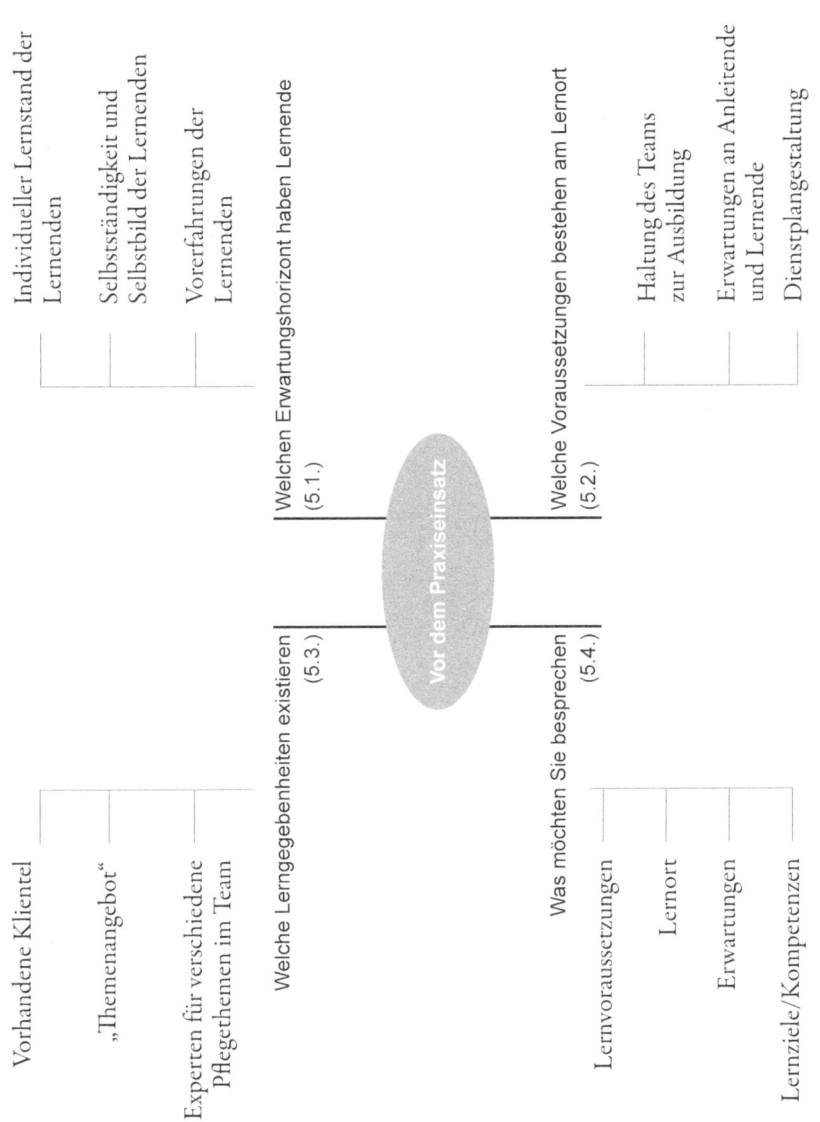

Beispiel für eine Mindmap: Überblick über die vor dem Erstgespräch zu beachtenden Aspekte

5.1   Wer ist die Lernende?

Praxisanleitende sollten vor dem Eintritt der Lernenden in den Praxiseinsatz überlegen, was sie von ihnen bereits wissen und was sie im
Erstgespräch [→Kap. 6] noch in Erfahrung bringen müssen.

Wie bereits beschrieben [→Kap. 4], begegnen Lernende den Anforderungen in der Pflegepraxis mit einem bestimmten Erwartungshorizont. Es sind damit die Voraussetzungen gemeint, die Lernende in
die Praxisphase und in jede einzelne →Handlungssituation mitbringen.

Jede Lernende bringt ein **Vorwissen** mit. Das kann z.B. in der
Schule Erlerntes sein. Lernende können unterschiedliche Voraussetzungen haben: Vielleicht wurden im Unterricht wichtige Grundlagen
nicht oder nicht gut vermittelt, Lernende können Unterricht versäumt
oder Inhalte nur unvollständig nachgeholt haben. In vorherigen Praxisphasen haben sich eventuell die Lernsituationen nicht ergeben, in
denen bestimmte Pflegetätigkeiten oder Haltungen hätten gelernt oder
entwickelt werden können. Es gibt z.B. im Altenpflegeheim häufig
keine Gelegenheit mehr, das Katheterisieren zu lernen, Lernende werden dafür eventuell auf den Praxiseinsatz im ambulanten Dienst verwiesen. Oder es gibt im Krankenhaus keine Experten zur Anleitung
der Pflege von Menschen mit einer Demenz, sodass diese Ausbildungsinhalte nicht vermittelt werden können.

Das **Erfahrungswissen** von Lernenden kann nur im direkten
Kontakt erfragt oder beobachtet werden. Im ersten und eventuell
zweiten Praxiseinsatz ist deshalb verstärkt darauf zu achten, ob es
Verhaltensgewohnheiten oder Handlungsroutinen (→Routinen) bei
Lernenden gibt, die sie mitbringen.

Mancher hat bereits Erfahrungen mit Krankheit oder Sterben z.B. im privaten Umfeld oder in Berufspraktika gesammelt [→Kap. 10], ohne dabei über theoretisches Wissen zu verfügen oder diese Erfahrungen reflektiert zu haben. Zwar werden dabei oft auch Kompetenzen entwickelt, es handelt sich hierbei jedoch noch nicht um einen professionellen Lernstand, da solches Handeln in der Regel nicht aus fachlichem Wissen heraus erfolgt.

Praxisanleitende sollten das Erfahrungswissen bei Lernenden in einem ruhigen und einfühlsamen Gespräch genauer erfragen – soweit Lernende davon erzählen möchten. Dann sollte nach Möglichkeiten gesucht werden, diese Erfahrungen professionell zu befestigen und zu einer Lernerfahrung werden zu lassen, z.B. indem entsprechende Pflegesituationen neu erlebt und reflektiert werden.

Schließlich ist es wichtig, eine Einschätzung vom **Selbstbild** [→Kap. 4] der Lernenden zu bekommen, davon, wie selbstständig sie ihren Lernprozess gestalten und wie aktiv und eigenverantwortlich sie ihre →Ausbildung angehen. Dazu gehört auch die **Vorstellung zum Transfer zwischen Theorie und Praxis** (→Transfer).

Bei der gemeinsamen Planung der Praxisphase wird sich herausstellen, ob Lernende wissen, was sie brauchen und welche →Lernziele für sie angemessen sind. Mit anderen Worten: welches Selbstbild in ihrem Erwartungshorizont verankert ist. Im gemeinsamen Arbeiten wird deutlich werden, wie Lernende ihren Lernprozess einschätzen und wie weitgehend sie selbst beurteilen können, wann und wie sie selbstständig Tätigkeiten übernehmen können. Da sollten sie mit entscheiden können, ebenso wie bei der Auswahl der Methoden [→Kap. 8.2.2]

5.2 Praxisanleitung als Aufgabe des Teams

Im Krankenhaus und im Pflegeheim ist Pflege zumeist eine Teamleistung. In der ambulanten Pflege pflegen Mitarbeitende oft allein. Hier gibt es trotzdem im Hintergrund ein Team, das über die Pflegedokumentation und Dienstgespräche ein einheitliches Handeln absichert. Es ist dort aber kaum möglich, so wie im stationären Bereich schnelle Absprachen zwischendurch zu treffen.

In ihren Praxiseinsätzen erleben Lernende unterschiedliche Formen der Teamarbeit. Sie erfahren, dass man im Team auf Absprachen angewiesen ist – die natürlich dokumentiert sein müssen. Also ist auch die praktische Ausbildung keine tatsächliche Leistung einzelner Praxisanleitender sondern sie geschieht immer unter Mitwirkung des gesamten Teams. Dessen **Haltung zur praktischen Ausbildung** ist für Lernende spürbar und wirkt sich aus.

Wenn im Team die Meinung vorherrscht, dass jeder, der auf dem Dienstplan steht, auch den gleichen Anteil an Arbeit zu leisten hat, werden es Praxisanleitende schwer haben, die alltägliche Arbeit zu einem Ort des Lernens zu gestalten. In solchen Fällen gibt es Klärungsbedarf vonseiten der Leitung, die dem Team deutlich machen muss, dass die praktische Ausbildung gewollt ist. Praxisanleitende sind keine Führungskräfte und können deshalb in einem solchen Fall nicht allein für die Pädagogisierung des Arbeitsplatzes sorgen [→Kap. 10.3].

Im Team können verschiedene **Erwartungen an Praxisanleitende und Lernende** bestehen:

- Es wird von Praxisanleitenden erwartet, sich neben der zusätzlichen pädagogischen Aufgabe immer auch als Kollegin zu erweisen und wie sonst mitzuarbeiten. Team und eventuell die Leitung wünschen häufig, dass Praxisanleitende eine schnelle Nützlichkeit der Lernenden erzeugen, besonders wenn Lernende aufgrund ihres Ausbildungsvertrages zu einem bestimmten Prozentsatz im Stellenschlüssel stehen und bezahlt werden müssen. Diese Erwartung richtet sich natürlich auch an Lernende [→Kap. 10.2].

- Teamleitungen wird auch daran gelegen sein, dass sich die Pflegequalität, die sie gegenüber Vorgesetzten, Patienten oder Angehörigen zu verantworten haben, nicht durch Ausbildung verschlechtert.
- Von Lernenden erwartet das Team Loyalität und Kollegialität. Dies ist gleichzeitig ein wichtiges Thema in der Entwicklung der Berufsrolle und kann in der praktischen Ausbildung sehr konkret thematisiert werden.
- Pflegebedürftige oder Angehörige haben oft die Hoffnung, dass Lernende mehr Zeit für sie haben als die anderen Mitarbeitenden.

Praxisanleitende sollten Lernende nicht von dieser Fülle an Erwartungen abschirmen, denn es ergeben sich hieraus interessante Lernanlässe [→Kap. 5.1.3 und Kap. 5.3.]. Für einen erfolgreichen Lernprozess ist es aber notwendig, dass Praxisanleitende die Erwartungen des Teams kennen und mit Leitungen klären, welche berechtigt sind.

Im **Dienstplan** zeigt sich schließlich, welche Voraussetzungen für die praktische Ausbildung bestehen. Wie oft können Praxisanleitende tatsächlich mit den Lernenden zusammen arbeiten? Eine bindende gesetzliche Vorgabe gibt es nicht, jedoch länderspezifische Empfehlungen von 10 bis 15 Stunden für Praxisanleitung pro Dienstplan und Lernende wie z.B. im Rahmenlehrplan für die Praktische Ausbildung in der Altenpflege NRW. Die DKG geht für das Krankenhaus von 104 Stunden pro Lernende und Jahr aus. Lernende in der →Reflexion begleiten, Beobachtungsaufträge planen und verabreden, Anleitungen durchführen … – hierfür sind Ressourcen erforderlich, die im Ausbildungskonzept der Einrichtung oder des Trägers benannt werden müssen.

Natürlich kann es passieren, dass durch personelle Engpässe Lernende auch mal wie ausgebildete Pflegende eingeplant werden müssen. Dies kann ebenfalls ein ergiebiger Lernanlass sein. Es muss dann nur Zeit geben, etwas aus diesen Erfahrungen zu lernen.

5.3 Einbindung der Kolleginnen und der Klienten

Idealerweise folgen die zu erzielenden Kompetenzen jedes Praxiseinsatzes dem didaktischen Aufbau der gesamten Pflegeausbildung. Dabei ist für die meisten Lern- bzw. Themenfelder der praktischen Ausbildung die Beteiligung von Patienten, Klienten, Bewohnern oder Gästen erforderlich. Bei der Planung des Praxiseinsatzes müssen Praxisanleitende deshalb prüfen, ob sich für die →Lernziele Lernanlässe finden lassen, d.h. gibt es Klienten, mit deren Bereitschaft zur Beteiligung an der Ausbildung zu rechnen ist? An Lernorten mit hoher Fluktuation der Klienten ist dies schwer vorhersehbar. Umso wichtiger ist es, im Blick zu haben, welche konkreten Lernziele verfolgt werden können und welche Kompetenzen mit hoher Wahrscheinlichkeit angebahnt werden, z.B. auf Spezialstationen in Krankenhäusern oder in Pflegeheimen.

An Lernorten mit längeren Verweildauern sollten Klienten vorab für eine Beteiligung an der Ausbildung gewonnen bzw. das Einverständnis von Angehörigen oder Betreuern eingeholt werden.

Grundsätzlich ist es wichtig, den Überblick über den gesamten Ausbildungszeitraum zu haben und darauf zu achten, dass in den Praxisphasen Lernorte genutzt werden, an denen die jeweils anstehenden Themen und Pflegehandlungen auch bearbeitet werden können. An den Anfang jeder Praxisphase gehört aber immer eine Abstimmung darüber, an welchen pflegerischen Situationen welche Lern-/Themenfelder bearbeitet werden können und welche Lernanlässe zur Verfügung stehen. Dies sollten Praxisanleitende vorbereiten.

Praxisanleitende müssen auch bei der Auswahl der Lernanlässe die Experten unter den Teamkollegen im Blick haben, also diejenigen, die besonders gut verschiedene Pflegehandlungen beherrschen. Diese Kompetenzen gilt es zu kennen und Lernenden verfügbar zu machen.

5.4 Was Praxisanleitende mit Lernenden vor dem Einsatz besprechen sollten

Vor dem Beginn des Praxiseinsatzes sollte immer ein Gespräch stattfinden. Im folgenden Kapitel wird beschrieben, was dabei zu beachten ist. Nützlich ist es, sich vorher eine Checkliste darüber anzulegen, was aus Sicht der Praxisanleitenden besprochen werden sollte.

Lernziele/Kompetenzen

- Welche Lernziele/Kompetenzen sehen die Richtlinien zur praktischen Ausbildung für diesen Einsatz vor?
- Welche Lernziele/Kompetenzen sieht die Schule für diesen Einsatz vor?
- Welche Lernziele/Kompetenzen möchte oder muss die Lernende bearbeiten?

Erwartungshorizont

- Wie ist der vergangene Theorieblock verlaufen?
- Welche Inhalte wurden planmäßig unterrichtet?
- Verfügt die Lernende über gutes theoretisches Wissen zu den ausgewählten Lernzielen und Kompetenzen?
- Gibt Vorerfahrungen der Lernenden bzgl. dieser Lernziele und Kompetenzen?
- Gibt es Hindernisse oder Beeinträchtigungen seitens der Lernenden für diese Praxisphase?

Lernort

- Die Klientel und die Arbeitsschwerpunkte des Teams beschreiben
- Beschreibung der Lernanlässe bei ausgewählten Klienten
- Vorstellung einiger Kolleginnen und der Leitung, wenn sie für diesen Praxiseinsatz eine besondere Bedeutung haben
- Zeitplan für den Lernprozess, für die zu erwerbenden Lernziele und Kompetenzen
- Dienstplan

Erwartungen

- Was sich Klienten wünschen, die die Ausbildung unterstützen
- Was sich die Leitung von uns wünscht
- Was sich das Team von uns wünscht
- Was ich mir von der Lernenden wünsche

6 Mein Schüler ist da

6.1 Das Vorgespräch

„Den ersten Eindruck kann man nicht wiederholen ..."

Jeder kennt es: Die erste Begegnung mit einer Person, die Umgebung, die Situation, die damit verbundenen Gefühle bleiben oft nachhaltig im Gedächtnis. „Weißt Du noch, als wir uns das erste Mal begegnet sind?" Bei jeder weiteren Begegnung verändert sich der Eindruck, wird vielschichtiger. Selbst ein anfängliches Gefühl von Sympathie oder Antipathie kann sich noch ändern. Trotzdem ist die erste Begegnung von großer Bedeutung – weniger für die Praxisanleiterin, die solche Gespräche häufiger führt, aber wohl für viele der Lernenden. Praxisanleitende sollten davon ausgehen, dass ihr erstes Auftreten in Erinnerung bleiben wird: sind sie streng oder freundlich, aufmerksam oder unkonzentriert, hektisch oder ganz bei der Sache?

Praxisanleitende sind oft nicht die ersten Repräsentanten einer Einrichtung, denen Lernende begegnen. Meistens hat es zuvor bereits Einstellungsgespräche gegeben mit Leitenden, welche die disziplinarische Verantwortung für die Lernenden tragen, z.B. Personalleitung, Heimleitung oder Pflegedienstleitung. Als Auszubildende des Betriebes sind Lernende auch Mitarbeitende der Einrichtung mit den entsprechenden arbeitsrechtlichen Rechten und Pflichten.

Das erste Vorgespräch, das Praxisanleitende zu Beginn der →Ausbildung führen, eröffnet für die Lernenden die Rolle der praktischen Auszubildenden [→Kap. 10.3]. Nun beginnt der Lehr-Lern-Prozess in der Praxis. Sie werden mehr als nur Kollegen sein: Einerseits wird man zusammen in einem Team arbeiten, in dem man sich kollegial duzt und aufeinander angewiesen ist, um gemeinsam die Arbeit zu bewältigen. Andererseits wissen Praxisanleitende, dass sie in ihrer pflegerischen *und* pädagogischen Kompetenz gefordert werden und Lernende wissen, dass man sie *auch* beurteilen und benoten wird.

Vorgespräche werden in der Regel vor jedem Praxiseinsatz geführt. Sie dienen jedes Mal dazu, dass Praxisanleitende und Lernende erneut Kontakt aufnehmen, eine Lehr-Lern-Beziehung eingehen und den praktischen Einsatz gemeinsam planen.

In jedem Fall ist es für den Kontakt förderlich und dem Erfolg des Vorgespräches dienlich, wenn Praxisanleitende mit einer klaren Gestaltung das Gespräch leiten.

6.1.1 Ort und Zeit

Natürlich benötigt ein seriöses, ernst zu nehmendes Gespräch eine ungestörte Atmosphäre, d.h.: keine Telefonanrufe und niemand, der „reinplatzt". Es sollte in einem Raum stattfinden, der ansprechend ist. Wenn Praxisanleitende und Lernende gemeinsam an einem Tisch sitzen können, schafft dies die nötige Arbeitsatmosphäre. Das Angebot eines Getränks sollte zu den Gepflogenheiten des Hauses passen – in manchen Einrichtungen wird jedem etwas zum Trinken angeboten, anderswo ist die Atmosphäre nüchtern-arbeitsam, vielleicht auch sparsam. So lernt die Lernende im Kleinen die Haltung der Einrichtung kennen, erfährt den prägenden Rahmen seines praktischen Lernens.

Indem Praxisanleitende dafür sorgen, dass sie einen ungestörten Raum zur Verfügung haben und über den Zeitrahmen für ein Vorgespräch verfügen können, zeigen sie, dass nicht nur ihre eigene Rolle sondern die praktische Ausbildung überhaupt in der Einrichtung ernst genommen wird. Störungen oder ein „Tür-und-Angel-Charakter" hätten eine entwertende Wirkung.

Der Zeitbedarf für ein Vorgespräch kann unterschiedlich sein. Begegnen sich Praxisanleitende und Lernende zum ersten Mal, sollten auf jeden Fall 45 Minuten möglich sein. Kennt man sich schon oder ist es ein Vorgespräch zu weiteren Praxisblöcken, können auch 30 Minuten genügen.

6.1.2 Kontaktaufnahme

Die erste Begegnung ist ein Gespräch mit klarem **Ziel**: Praxisanleitende und Lernende wollen sich kennenlernen und die Praxisphase planen. Sie wissen voneinander, kennen sich aber meistens noch nicht.

Die Kontaktaufnahme, der **Einstieg** in dieses Gespräch, kann zunächst von Äußerlichkeiten beeinflusst sein: Wen habe ich (in Relation zu mir selbst) vor mir? Mann oder Frau? Älter oder jünger? Ansprechendes Äußeres oder befremdliches Aussehen?

Manchmal hilft es, sich die eigenen spontanen Gedanken und Gefühle über den Gesprächspartner bewusst zu machen. Man kann üben, sich davon für den Moment innerlich zu distanzieren. Dadurch kann es besser gelingen, die eigentliche →Gesprächsführung gezielt und von den eigenen Gedanken und Gefühlen unbeeinträchtigt zu gestalten.

Wichtig ist es natürlich, einen **Plan** [→Kap. 5.4] zu haben, nach dem man das Gespräch führen will. Ein Fragen- oder Themenkatalog als Leitfaden an seiner Seite ist eine gute Gesprächshilfe. Er gibt Sicherheit und schafft Freiheit, sich auf den Kontakt mit der anderen Person zu konzentrieren. Im Gespräch sollte ein eigener Stil entwickelt werden, der echt ist und zu einem persönlich passt, also kongruent (→Kongruenz) ist.

Begrüßung
Die Begrüßung schafft den Einstieg ins Gespräch und vermittelt einen ersten Eindruck. Das kann eventuell so aussehen:

„Guten Tag, haben Sie gut hergefunden? Der Raum liegt etwas abseits, aber hier haben wir wenigstens Ruhe!"

Oder: „Herzlich willkommen, ich freue mich, dass wir uns nun kennenlernen können."

Oder: „Einen schönen guten Tag! Bitte nehmen Sie doch Platz. Ihren Mantel können Sie über den Stuhl legen, wir haben hier leider keine Garderobe …" Ein freundlicher Blickkontakt dabei zeigt Sicherheit und Interesse am Gegenüber.

Du oder Sie?
Wichtig ist es bei der ersten Begegnung, der zunächst vorhandenen Fremdheit Raum zu geben. Die Gepflogenheiten in unserem Land sehen vor, einen fremden Menschen zu siezen. Jemanden sofort zu duzen bedeutet, ihn herabzuwürdigen und nicht ernstzunehmen oder ihn nicht als Erwachsenen anzusehen.

Es gibt Regeln und Rituale, die zum ersten „Du" führen – auch im beruflichen Kontext sollte es zumindest eine Verabredung „auf Augenhöhe" geben, die eine freie Entscheidung für oder gegen das „Du" möglich macht.

Hier sind einige Varianten, wie das Thema angegangen werden kann:
> „Hier duzen sich alle – am besten duzen wir uns auch gleich!" – Wer traut sich da noch, nein zu sagen?

Natürlich ist es möglich oder sogar wahrscheinlich, dass sich Praxisanleitende und Lernende schließlich duzen. Allerdings sollte der Zeitpunkt in der Entwicklung von Distanz zu Nähe passend sein:
> „Wir können ruhig ‚Du' sagen, in der Schule duzen wir uns auch alle ..."

Manchmal ist es für junge Lernende schwer, das „Sie" zunächst anzunehmen und auszuhalten. Vielleicht verbirgt sich dahinter auch der Wunsch, mit den Praxisanleitenden auf einer Stufe zu stehen, sie sich „auf Augenhöhe" zu holen. Auch hier gilt es für Praxisanleitende, in ihrer Reaktion echt zu sein:
> „Ich bin es gewöhnt, Menschen zu siezen, die ich noch nicht kenne. Deshalb fällt es mir schwer, so früh jemanden zu duzen – vielleicht haben Sie Verständnis dafür und Geduld, bis ich so weit bin, Sie zu duzen ..."

Der erste Kontakt ist der Ausgangspunkt für die Lehr-Lern-Beziehung. Hier beginnt bereits das →Lernen. Praxisanleitende sind Modelle [→Kap. 10.1.3] dafür. Erleben Lernende am Anfang ein schnelles Überspringen von Distanz und Fremdheit, kann dies ihre Hemmschwelle für eine respektvolle und professionelle Distanz zu Patienten, Bewohnern, Angehörigen, Vorgesetzten u.a. senken.

6.1.3 Die Gesprächsführung und die Themen

Unterschiedliche Gesprächsarten verlaufen nach verschiedenen Regeln. Bei einem Vorgespräch zwischen Praxisanleitenden und Lernenden handelt es sich nicht um ein Gespräch zwischen guten Freunden. Genauso wenig ist es ein therapeutisches Gespräch zwischen Therapeutin und Klientin oder ein Mitarbeitergespräch zwischen Vorgesetzter und nachgeordneter Mitarbeiterin.

Ein Gespräch zu *führen* bedeutet, darin die Führung zu übernehmen. Das heißt, sein Gegenüber unter Einhaltung einiger Regeln (→Gesprächsführung) durch das Gespräch mit (vereinbarten) Themen zu geleiten.

In der Art der Gesprächsführung zwischen Praxisanleitenden und Lernenden offenbart sich auch die pädagogische Haltung. Praxisanleitende sollten bedenken, dass es sich dabei um ein Gespräch mit einem erwachsenen und eigenverantwortlich denkenden und handelnden Menschen handelt, selbst wenn er vielleicht noch recht jung und unerfahren wirkt.

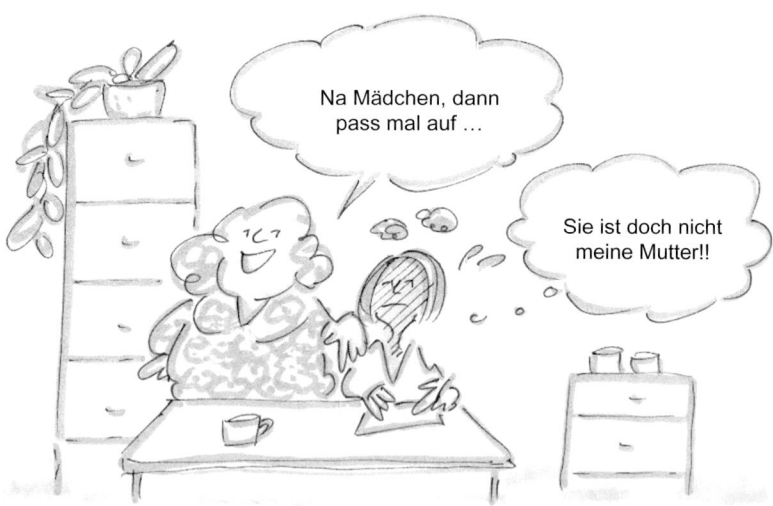

Lernende haben eine Entscheidung getroffen: Sie möchten eine Pflegeausbildung machen und werden dazu Fragen haben. Sie werden ihren jeweils individuellen Lernweg bis zum Examen gehen. Praxisanleitende
sind dabei Orientierung Gebende, Fragen Stellende und Beantwortende,
Zuhörende, Rückmeldung Gebende und Beurteilende. Einiges hiervon
wird sich schon im Vorgespräch widerspiegeln.

Orientierung wird schon bei der Raum- und Zeitgestaltung sowie
der Kontaktaufnahme geboten. Auch die vorgegebenen Themen bieten einen Orientierungsrahmen, der natürlich durch die Lernende ergänzt werden sollte. Schließlich wird sich die Praxisanleitende zunächst
selbst vorstellen und damit eine erste Orientierung bieten, wie viel man
in einem Erstgespräch von sich preisgeben kann oder soll.

Fragen stellen und beantworten wird dem Gesprächsablauf die
Struktur geben. Günstig ist es z.b., nach der eigenen Vorstellung zu
fragen, ob die Lernende sich nun auch vorstellen mag und welche Fragen sie mitbringt.

Beim **Zuhören** kommt es darauf an, den anderen ausreden zu lassen. Dabei kann durch Körpersprache signalisiert werden, dass man
innerlich beteiligt ist. Nachfragen sollten immer erst erfolgen, wenn die
Lernende zu Ende gesprochen hat.

Gelegenheiten für **Rückmeldungen** wird es auch schon im Vorgespräch geben. Darauf sollte nicht verzichtet werden, denn die Lernende, die sicher aufgeregt ist, weiß dann unmittelbar, wie sie gewirkt hat:

„Sie haben mir eine klare Vorstellung davon vermittelt, warum Sie diesen Beruf erlernen möchten. Ich nehme Sie freundlich und sicher im Kontakt war. Ich kann mir gut
vorstellen, Ihren Lernprozess zu begleiten!"

„Mit Ihrer lebendigen und lustigen Art werden Sie mit den Patienten sicher schnell in
Kontakt kommen. Das ist eine wertvolle Eigenschaft. Wenn Sie morgen hier anfangen,
wünsche ich mir nur noch, dass Sie nicht so stark nach Nikotin riechen. Manche Patienten sind da sehr empfindlich."

Die **Themen** für das Erstgespräch werden sich daran orientieren, was die Praxisanleiterin a) über die Lernende und b) über die Schule und deren Anforderungen bereits weiß. In jedem Fall ist es gut, eine Liste zu haben.

- Von der PDL bzw. Stationsleitung habe ich schon einiges erfahren ... (z.B. Name, Alter, welche Pflegeschule).
- Möchten Sie nun erstmal von sich erzählen, sich vorstellen?

Was mich außerdem interessiert, ist:
- Wo wohnen Sie und haben Sie es weit hierher? (Das kann für die Dienstplanung wichtig sein.)
- Haben Sie schon Praktika oder andere Erfahrungen in der Pflege gemacht?
- Mich interessieren Ihre bisherigen Begegnungen und Erfahrungen mit kranken/alten Menschen. Haben Sie in Ihrem privaten Umfeld schon mal Krankheit oder Altwerden miterlebt oder begleitet? Mögen Sie mir etwas davon erzählen?
- Wie war Ihr Eindruck von Ihrer Schule und Ihren Lehrern?
- Was haben Sie im ersten Theorieblock erfahren?
- Was wussten Sie schon und was war neu für Sie?
- Was möchten Sie im ersten Praxiseinsatz (kennen-)lernen?
- Was möchte die Schule/der Lehrplan, was Sie im ersten Praxiseinsatz lernen/absolvieren sollen?

Mögliche Sätze und Fragen beim Erstgespräch

6.2 Welche Kompetenzen bringen Lernende mit?

In den ersten Tagen des Praxiseinsatzes werden für Lernende manche Weichen gestellt. Erleben sie, dass sie *Lernende* sein können und trotzdem gefordert werden und bereits manche ihrer Kompetenzen einbringen können, wird sie dies sehr motivieren.

Aber auch Praxisanleitende sollten die ersten Tage nutzen, um ihren Eindruck von den Lernenden zu vertiefen. Nun wird klarer, was diese mitbringen – es ist die Grundlage, auf der die praktische Ausbildung aufbauen kann. Sinnvoll kann es sein, diese Eindrücke bis zum Zwischengespräch zu notieren (z.B. in einem extra dafür vorgesehenen Notizheft) und hin und wieder zu ergänzen.

Human- bzw. Personalkompetenz	Sozialkompetenz
Können der Lernenden,	Können der Lernenden,
▪ wenn sie Beziehungen aufbaut und pflegt	▪ wenn sie Klienten und Kollegen zuhört und sich ihnen mitteilt
▪ wenn sie Rückmeldungen zu ihrem Lernprozess und Leistungen erhält	▪ wenn sie sich in ihr Gegenüber einfühlt, um auf dieser Basis zu handeln
▪ wenn sie Selbstverantwortung für ihren Lernprozess übernimmt	▪ wenn sie im Team eigene Standpunkte bezieht und Kompromisse gefunden werden müssen

Methodenkompetenz	Fachkompetenz
Können der Lernenden	Können der Lernenden,
▪ bei der Wahl der Handlungsschritte im pflegerischen Handeln	▪ wenn sie ihr Fachwissen anwendet
▪ beim Nutzen des pflegerischen Arbeitsalltag als Lernort	▪ wenn sie eine pflegerische Situation deutet
▪ beim systematischen Organisieren ihrer Arbeitsaufgaben	▪ wenn sie ihre pflegerischen Aufgaben plant, durchführt und das Ergebnis im Verhältnis zum Aufwand im Blick hat

Mögliche Kriterien für gezielte Beobachtungen

Die aufgeführten Kompetenzen sind natürlich abhängig davon, welche Erfahrungen die Lernenden schon gemacht haben. So werden sie gemäß dem jeweiligen Stand ihrer →Ausbildung wenig oder viel Fachwissen mitbringen. Oder sie werden vor dem Hintergrund ihrer biografischen Erfahrungen vielleicht schon einmal erlebt haben, wie kleine Geschwister und damit kleine Kinder sind oder wie es ist, krebskrank zu sein.

Kompetenzen entwickeln sich also auch jenseits von Ausbildungszusammenhängen im Laufe des Lebens, am nachhaltigsten in der Familie und in der Erstausbildung.

Vielleicht gibt es nach der ersten Einarbeitungszeit die Möglichkeit, Lernende anzuregen, eine Lern- oder Kompetenzbiografie zu erstellen. Ein gemaltes Bild vom bisherigen Lern-Lebensweg ist z.B. eine schöne Methode, um mit ihnen darüber ins Gespräch zu kommen. Hier könnten und sollten auch Praxisanleitende exemplarisch etwas von sich preisgeben.

Das bedeutet, Wahrnehmung und Beobachtung sind gefragt. Dabei sollte der Blick nicht auf die Defizite gerichtet werden, sondern auf das, was gelingt, was (überraschend?) gut absolviert wird, obwohl der Schüler erst im ersten Praxiseinsatz ist. Je genauer Praxisanleitende wissen, welche Fähigkeiten Lernende mitbringen, umso besser können sie deren individuellen Lernweg pädagogisch begleiten. Sie können zum bereits Vorhandenen Wissen und Können hinzufügen und verbessern. So kann Langeweile oder überflüssiges Wiederholen vermieden werden. →Lernen wird zu einem Entwicklungsprozess und kein an Defiziten orientiertes „Eintrichtern".

6.3 Was bieten Praxisanleitende den Lernenden?

Praxisanleitende haben in ihrer pädagogischen Rolle die schwierige Aufgabe, sowohl Modell als auch Lernbegleiter zu sein.

Beim Lernen begleiten bedeutet vor allem, sich zurückzunehmen, den individuellen Lernprozess bei Lernenden erkennen und ihm den Vorrang zu geben. Interventionen (also ein direktes Eingreifen in Gesprächs- oder Pflegesituationen, die Lernende gestalten) finden bei dieser Haltung nur in gefährlichen Situationen statt, Ergänzungen gehören in die Reflexionsgespräche [→Kap. 8.3].

„Modell sein" kann natürlich nicht bedeuten, in allem perfekt zu sein – wer ist das schon? Es geht vielmehr darum, etwas vorzuleben, was schwer lehrbar ist, nämlich die Haltung zu den Menschen und wie man mit ihnen zusammenarbeitet, egal ob es Patienten oder Kollegen sind. Ebenso kann die Art und Weise, wie Praxisanleitende an Aufgaben herangehen und Probleme lösen, für Lernende beispielhaft sein. Lernende erleben in der Praxis verschiedene Modelle [→Kap. 10.1.3].

Lernende: „Die Kollegin Klaudia hat heute Frau Müller ausgeschimpft, weil sie beim Anziehen nicht kooperiert hat"

Mögliche Reaktionen der Praxisanleiterin: „Was stört dich daran?" „Was dachtest du in dem Moment?" „Warum denkst du, hat sich die Kollegin so verhalten?" „Welche Reaktion hast du bei Frau Müller beobachtet?" „Wie hättest du dich in der Situation verhalten?"

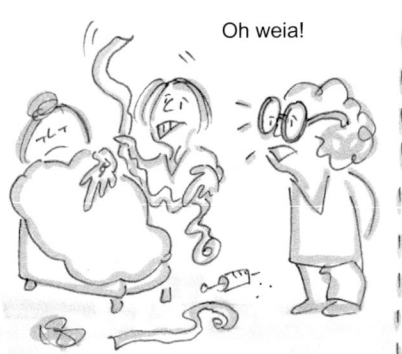
Oh weia!

Wenn ich meine Defizit-Brille abnehme

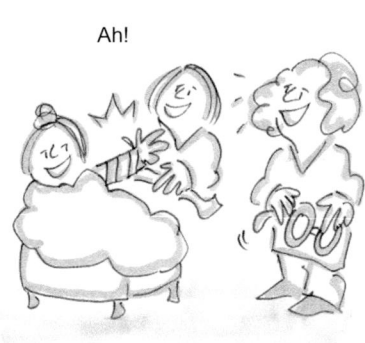
Ah!

sehe ich plötzlich ihre Kompetenzen!

Praxisanleitende sollten sich in ihrer pädagogischen Rolle bewusst sein, was sie vorleben. Sie sollten es reflektiert haben (z.b. in der →Weiterbildung). Sie können die Lernenden darauf aufmerksam machen, wie sie selbst bestimmte Dinge tun, können ihnen Beobachtungsaufträge dazu geben. Sie können auch deutlich machen, dass es verschiedene Wege und persönliche Haltungen geben kann (z.b. bei den Kollegen oder in multiprofessionellen Teams). So können auch problematische Situationen, die Lernende in Teams erleben mögen, zum Lerngegenstand werden und müssen Lernende nicht zwangsläufig schädigen.

„Bitte beobachte doch mal in den nächsten Tagen, wie die anderen Kollegen mit Frau Müller umgehen. Und ob die Kollegin Klaudia sich immer so verhält, wie du es neulich beobachtet hast. Notiere deine Beobachtungen in dein Lerntagebuch. Bei unserem nächsten Reflexionsgespräch möchte ich mit dir darüber sprechen."

Der Lernprozess in der Praxis ist geprägt von guten und schlechten Modellen. Praxisanleitende werden dies mit den Lernenden immer wieder reflektieren müssen, das gehört zu ihrer Aufgabe als Lernbegleiter. Sie zeigen ihnen Wege für die eigene Haltung und das Handeln auf. Gleichzeitig müssen sie Lernenden immer wieder zeigen, dass es *ihr* Lernprozess ist, für den sie selbst verantwortlich sind. Bei allen Fragen, →Reflexionen und Phasen mit Lernwiderständen werden sie das Lernen begleiten. Sie werden die Lernenden im Auge behalten, ihnen vieles zeigen und Fragen beantworten. Aber den Weg finden und gehen, die Schritte machen, dass muss die Lernende selbst.

6.4 Planung der Ausbildung

Wie am Anfang des Kapitels 5 beschrieben, gibt es charakteristische Unterschiede in der Gesamtplanung der praktischen Ausbildungen. Die Planung für den Praxiseinsatz muss verschiedene Dimensionen berücksichtigen. Ihre Basis können die Vorgaben der Schule sein oder die des Rahmenlehrplans des jeweiligen Bundeslandes. Hier werden u.U. erste →Lernziele bzw. Kompetenzen oder Lernaufgaben vorgegeben, die in dem Praxiseinsatz bearbeitet werden sollten.

Hinzu kommt der Erwartungshorizont der Lernenden [→Kap. 5.1]. Möglicherweise geht dieser über die schulischen und länderspezifischen Vorgaben hinaus. Vielleicht gibt es noch Unklarheiten aus den vorherigen Einsätzen oder es gibt die Furcht vor dem ersten Kontakt mit Pflegebedürftigen (z.B. mit psychisch kranken oder sterbenden Menschen). Dies gilt es zu hören, ernst zu nehmen und in den Plan einzuarbeiten.

Zu Beginn der Praxisphase wird nun die Praxisanleitende den Einsatz mit der Lernenden besprechen [→Kap. 5.4]. Neben all den in Kapitel 5 besprochenen Aspekten bleibt noch zu berücksichtigen, welchen Stellenwert dieser Praxiseinsatz im gesamten Ausbildungsplan über drei Jahre hat. Am Ende der →Ausbildung müssen die in den Pflegegesetzen genannten Ausbildungsziele erreicht sein. Dies sollte im Laufe der gesamten Ausbildung im Blick behalten werden. Zur Unterstützung der Praxisanleitenden haben Lernende häufig Lernbegleitmappen und es gibt Arbeitsaufträge oder andere Instrumente, die von den Schulen gestellt werden [→Kap. 8].

Damit in diesem Sinn die praktische Ausbildung in ihrer Gesamtheit erfolgreich ist, muss im Ausbildungskonzept der Lernorte festgelegt sein, wer den Ausbildungsprozess in der Praxis über drei Jahre verantwortlich steuert.

In einem so gestalteten Planungsrahmen werden Lernende eine Orientierung finden, auf deren Grundlage sie sich in selbstständige Lernprozesse begeben können.

7   Die Anfangsphase gestalten

Der Praxiseinsatz der Lernenden ist vorbereitet und abgesprochen, der Dienstplan steht fest, nun können die Arbeit und das →Lernen beginnen.

Lernende kommen von einem Praxiseinsatz zum nächsten mit wechselnden Patienten, Klienten oder Bewohnern in Berührung, weil sie in anderen Bereichen eingesetzt werden. Sie müssen also eine Einarbeitungsphase bekommen und sich orientieren können. Diese wird sich unterscheiden von der Art und Weise, wie neue Mitarbeitende eingearbeitet werden, die es in den meisten Krankenhäusern, Pflegeeinrichtungen und ambulanten Diensten gibt.

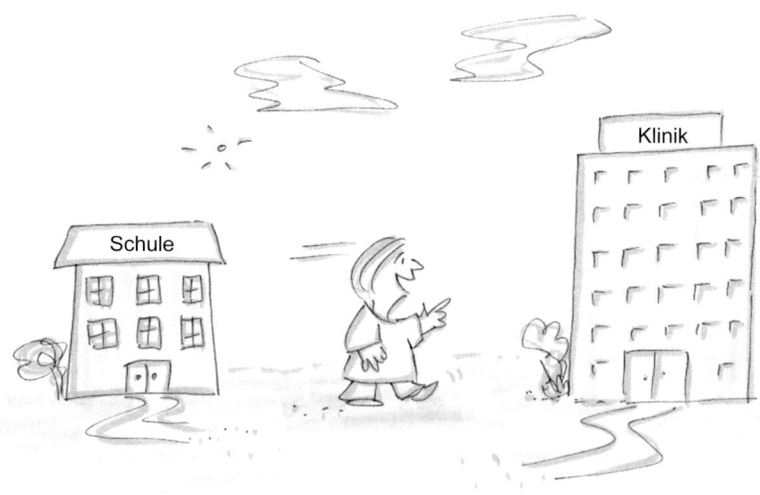

Auf zur Praxis!

7.1 Einarbeitungskonzepte für Lernende in der Pflegeausbildung

Viele Ausbildungsbetriebe verfügen im Rahmen der Qualitätssicherung über Einarbeitungskonzepte für neue Mitarbeitende. Darin wird beschrieben, was in der ersten Zeit vermittelt werden soll und häufig ist auch ein Zeitrahmen für die Einarbeitung festgelegt.

Solche Konzepte sind gute Vorlagen für die Anfangsphase von Praxiseinsätzen in der Pflegeausbildung, müssen aber für den pädagogischen Kontext verändert oder ergänzt werden.

Nützlich sind Checklisten, in denen abgebildet ist, welche Strukturen und Prozesse in der Einrichtung bestehen. Sie betreffen z.B.:

- Organisationsstrukturen und Abläufe in der Einrichtung oder im Unternehmen
- Leitbild und Organisationsstrukturen in der Pflegearbeit
- das Kennenlernen der Klientel
- Notfallkonzepte
- Hygienevorschriften
- Einweisung für Technik und Geräte
- arbeitsrechtliche Rahmenbedingungen, Interessenvertretungsstrukturen der Mitarbeitenden

Die Einarbeitung nach solchen Checklisten sollte das Ziel haben, eine einheitliche und hochwertige Pflegequalität zu ermöglichen.

Wenn Lernende lediglich Praktika in einer Einrichtung absolvieren, benötigen sie über das Kennenlernen der Klientel hinaus nur die Informationen zu Arbeitsabläufen und Sicherheit.

Lernende, die einen Ausbildungsvertrag mit einer Einrichtung haben, in die sie nach jedem Theorieabschnitt wieder zurückkehren, sollten über die institutionellen Rahmenbedingungen dieselben umfassenden Informationen erhalten wie neue Mitarbeitende.

Die Anfangsphase eines Praxiseinsatzes bei Lernenden enthält zusätzliche Aspekte, die beachtet werden sollten:

▪ **Die Anfangsphase ist ein Lernanlass.** Deshalb sollten Lernende differenziert eingearbeitet werden im Hinblick auf ihren Lernstatus und die Art ihres Praxiseinsatzes (→Lernziele und Themen des Ausbildungsabschnittes). Die Anfangsphase sollte sie darin unterstützen, sich als Lernende wahrnehmen und das Lernen auch einfordern zu können. Gleichzeitig kann „Neue Mitarbeitende einarbeiten" als Lernziel bearbeitet werden – umso sicherer und effektiver werden die Lernenden später selbst andere einarbeiten können.

▪ **Die Anfangsphase sollte das Lernen anbahnen und nicht ein schnelles Funktionieren im Schichtdienst ermöglichen.**

Dabei sollte beachtet werden, dass sowohl das Altenpflegegesetz als auch das Krankenpflegegesetz definieren, welche Aufgaben Lernenden übertragen werden dürfen [→Kap. 2]:

„Den Schülerinnen und Schülern dürfen nur Verrichtungen übertragen werden, die dem Ausbildungszweck und dem Ausbildungsstand entsprechen; sie sollen ihren physischen und psychischen Kräften angemessen sein."
— § 10 (2) KrPflG

„Der Schülerin und dem Schüler dürfen nur Verrichtungen übertragen werden, die dem Ausbildungszweck dienen; sie müssen ihrem Ausbildungsstand und ihren Kräften angemessen sein."
— §15 (2) AltPflG

Lernende erleben – gerade in der Anfangsphase von Praxiseinsätzen – immer wieder Situationen, die für sie den Rahmen der bisherigen Erfahrungen sprengen. Wie wichtig es ist, dies in der Praxisanleitung zu berücksichtigen, zeigt die folgende →Handlungssituation.

7.2 Sonderfall erster Einsatz in der Pflege

Die Lernende Conny berichtet ihrer Praxisanleiterin nach der ersten Woche ihres ersten Praxiseinsatzes in einem Reflexionsgespräch:

Gleich am zweiten Tag musste ich eine Bewohnerin allein waschen
Ich habe Probleme und auch Schamgefühle gegenüber den nackten Bewohnern. Es war schwer für mich, den Menschen beim Waschen in die Augen zu sehen. Ich habe noch nie einen fremden nackten Menschen vor mir gehabt. Und die alte Haut finde ich ehrlich gesagt auch ein bisschen eklig.

Gleich am zweiten Tag musste ich eine Bewohnerin allein waschen. Ich hatte das Gefühl, dass sie es nicht wollte, dass ausgerechnet ich ihr helfe, so neu und unerfahren wie ich bin und auch nicht sicher im Vorgehen. Aber ich habe die Körperpflege durchgeführt – vom Anfang bis zum Ende.

Der Gedanke, dass ich mich vor einem fremden Menschen nackt ausziehen und von jemandem waschen lassen müsste, und das täglich und vielleicht auch bei wechselnder Personalbesetzung – das würde mir auch nicht gefallen. Aber ich muss es trotzdem tun, denn die Frau braucht schließlich meine Hilfe. Wie kann ich es ihr und mir nur leichter machen?

Was ist hier eigentlich los?
Conny steht noch am Anfang der Pflegeausbildung. Eventuell hat sie sich nicht vorgestellt, wie es sein wird, zum ersten Mal einen fremden Menschen nackt zu sehen und mit seinen intimen Körperpartien in Kontakt zu kommen. Sie ist direkt am zweiten Tag konfrontiert mit der faltigen Haut und dem durch die Jahrzehnte veränderten Körper einer alten Frau. Gealterte Brüste und äußere Geschlechtsmerkmale einer Frau, die Conny ja auch selbst ist, mögen da schockierend sein. Sie schämt sich: ihrer Unerfahrenheit, ihres Ekels vielleicht.

Und sie hat keine Chance, sich erst einmal an diesen fremden Anblick zu gewöhnen. Sie hat die Aufgabe bekommen, die Körperpflege komplett durchzuführen. Nun muss sie ihre eigenen Gefühle übergehen und handeln. Sie muss diese Fremde anfassen, auch an intimen Stellen ihres Körpers. Und sie tut es einfach, vielleicht möchte sie sich bewähren, sich als gute und selbstständige Schülerin erweisen.

Ein fachlicher Blick auf die Handlungssituation

Conny weiß offenbar, obwohl sie sich neu und unerfahren fühlt, wie man die Körperpflege „von Anfang bis Ende" durchführt. Was ihr fehlt, sind die →Routine und die Erfahrung im Umgang mit ihren Gefühlen beim Anblick und dem professionellen Kontakt zu einem fremden Körper (z.b. Ekel).

Wie sie die Aufgabe der Körperpflege bei dieser Bewohnerin aus pflegefachlicher Sicht bewältigt hat und welche besonderen Anforderungen dabei bestanden, wissen wir nicht. Conny ist hinterher stolz auf sich, also offenbar zufrieden mit ihrer Leistung. Nur mit ihrer Unerfahrenheit ist sie unzufrieden, sie möchte das Peinliche, die Scham überwinden, damit es für sie und die Bewohnerin leichter wird.

Aus pädagogisch-fachlicher Sicht muss festgehalten werden, dass es aus Verantwortung gegenüber der Bewohnerin, der Lernenden und im Hinblick auf das Pflegegesetz (s.o.) nicht vertretbar ist, am zweiten Tag eine offenbar unerfahrene Lernende allein eine komplette Körperpflege durchführen zu lassen.

Zu erwerbende Handlungskompetenzen

Conny zeigt im Bericht ihrer Praxisanleiterin gegenüber, dass sie selbst weiß, wo ihr Problem liegt. Sie hat verstanden, dass sie einen Umgang mit ihren Schamgefühlen finden muss, um den pflegerischen Aufgaben nachkommen zu können. Sie hat erlebt, dass sie ihr Schulwissen zur Körperpflege umsetzen kann und die Pflegesituation trotzdem auf der menschlichen Ebene schwer zu ertragen ist.

Um ihr Ziel zu erreichen, es der Bewohnerin und ihr selbst leichter zu machen, ist ein Kompetenzzuwachs in zwei Bereichen notwendig: Im Bereich der **fachlichen Kompetenz** ist es hilfreich, viel über die Unterschiedlichkeit nackter, speziell alter Körper zu wissen. Wenn Conny weiß, wie alte Körper aussehen können, muss sie nicht mehr erschrecken und befremdet sein, muss sich vielleicht auch nicht mehr ekeln.

Für Conny gilt es außerdem, ihre **personalen Kompetenzen** zu erweitern. Die Unerfahrenheit im Kontakt mit einem nackten (alten) Körper fand ihre Fortsetzung in der unerfahrenen Beziehungsgestaltung mit der Bewohnerin.

Was der Psychologe Carl Rogers als die drei zentralen Merkmale für eine →**klientenzentrierte Gesprächsführung** empfiehlt, sollte auch auf die Gestaltung der Pflegebeziehung Anwendung finden:

* Wertschätzung des Gegenübers
* Einfühlung (Empathie) in das Gegenüber
* Echtheit (→Kongruenz) im eigenen Verhalten

Wertschätzung und Empathie bringt Conny offenbar mit. Sie fühlt sich gut in die Situation der Bewohnerin ein und akzeptiert (wertschätzend) deren Schamgefühl und das Recht, mit ihr als Pflegekraft nicht zufrieden zu sein, sich eine erfahrenere Pflegerin zu wünschen.

Es der Bewohnerin und sich leichter machen kann Conny, indem sie zu einer differenzierteren Echtheit findet. Aus ihrer Unerfahrenheit und dem Schamgefühl heraus kann sie der Bewohnerin nicht in die Augen sehen. Das ist echt, macht es der Bewohnerin aber nicht leichter. Sie könnte aber auch kongruent mit ihrer Unerfahrenheit umgehen, indem sie sie ausspricht. Zum Beispiel so:

„Ich habe die Aufgabe bekommen, Ihnen heute bei der Körperpflege zu helfen. Aus dem Unterricht weiß ich genau, was ich tun muss, aber ich bin damit noch unerfahren. Wenn wir uns nun zusammen dieser Situation stellen, können Sie mir vielleicht sagen, wenn ich etwas nicht so tue, wie Sie es gewohnt sind."

Um Connys Kompetenzen hierfür zu erweitern, könnte die Praxisanleiterin mit ihr üben, wie sie echt, also zu ihrem Lernstatus und ihrer Art passend, die Pflegebeziehung zu Klienten gestalten kann.

Connys Lernstrategie

In Kapitel 4.3.4 wurde erläutert, dass Lernende eine Handlungsproblematik, eine Unsicherheit ernst nehmen, indem sie eine Lernstrategie wählen. Sie begeben sich in einen Lernprozess, wenn sie z.b. eine Frage stellen oder sich an einen geschützten Lernort zurückziehen.

Conny hat zwei Lernmodi gewählt:

1. In der Situation hat sie exkludierend weiter gehandelt, aber nicht, weil sie die Handlungsproblematik nicht erkannt hat, sondern weil sie nach einem Berufsethos gehandelt hat, der heißt: „Die Frau braucht meine Hilfe, also muss ich mich im Moment über meine Unsicherheit hinwegsetzen."

2. Als Conny dann mit ihrer Praxisanleiterin sprechen kann, beginnt sie, an diesem geschützten Lernort zu reflektieren.

Intuitiv hat sie sich aber nach der Pflegesituation, mit der sie ganz allein war, schon eine „lernstrategische" Frage gestellt: „Wie kann ich es ihr und mir nur leichter machen?" Sie weiß, dass das bloße Ausführen ihres theoretischen Wissens noch nicht ausreicht. Sie weiß auch, dass es ihr Schamgefühl ist, das sie daran hindert, die Körperpflege leicht durchzuführen. Hiermit kommt sie zu ihrer Praxisanleiterin, nun kann über →Lernziele und Methoden gemeinsam nachgedacht werden.

Lernende in Anfangssituationen begleiten

Connys Erfahrung zeigt, dass Lernende in Anfangssituationen eine sehr individuelle Begleitung benötigen. Wenn die Pflegegesetze vorgeben, dass Lernenden nur Aufgaben übertragen werden dürfen, die ihren Kräften angemessen sind, müssen Anleitende zunächst einen Eindruck dieser „physischen und psychischen Kräfte" gewinnen. Pflegen lernen beinhaltet schließlich hineinzuwachsen in die Aufgabe, Menschen, die der Pflege bedürfen, zu unterstützen.

Im Fall einer mit Scham besetzten Pflegesituation kann Unterstützung z.b. bedeuten, einfühlsam die Führung in dieser Situation zu übernehmen und die Atmosphäre so zu lenken, dass sich das Schamgefühl auflösen kann. Dies erfordert eine Reife bei Pflegenden, die Conny in dieser Phase noch nicht besitzt.

Wenn Lernende, gerade am Anfang, in Pflegesituationen alleingelassen werden, die ihren Kräften nicht entsprechen, lernen sie nicht das Richtige, nämlich sich der erforderlichen Reife anzunähern. Sie lernen eher, wie sie ihre Gefühle übergehen und „sich durchbeißen" in Situationen, denen sie nicht gewachsen sind. Lernende, die nicht über eine solche Wahrnehmung ihrer eigenen Reaktionen verfügen wie Conny, gehen über so eine Handlungsproblematik exkludierend hinweg und niemand bemerkt, welche Haltungen gelernt werden. Schnell kann aus der Missachtung eigener Gefühle die Missachtung oder Nichtwahrnehmung der Gefühle des Gegenübers werden.

Deshalb ist es wichtig, sich als Praxisanleitende in jeder Anfangsphase von Lernenden in der Praxis darüber zu informieren, was für diese Lernende neu ist. Dies können sie vielleicht nicht immer selbst sagen – Conny ist die Bedeutung ihrer Unerfahrenheit vielleicht auch erst im Moment des Anblickes der nackten alten Dame klar geworden.

Praxisanleitende müssen zu Beginn des Praxiseinsatzes
1. im Gespräch mit den Lernenden erfragen, was für sie in Anbetracht der Lernziele und der Klientel in diesem Praxiseinsatz neu ist,
2. aus eigener Erfahrung und einer fürsorglichen Haltung heraus einschätzen, welche Aufgaben den Lernenden pädagogisch sinnvoll zu übertragen sind und
3. einschätzen, welche Aufgaben nur nach ausführlicher Vorbereitung übertragen werden sollten – hier beginnt die Begleitung des Lernprozesses, die praktische Ausbildung.

8   Lernen ermöglichen und unterstützen

Praktische Ausbildung in der Pflege ereignet sich, wird aktiv gestaltet, ist erwünscht oder wird begrenzt. Es kann sich Vieles dahinter verbergen wenn wir sagen: Sie findet in ausbildenden Einrichtungen statt. Das folgende Kapitel möchte Praxisanleitenden einen Überblick und Anregungen für ihr Handwerkszeug geben. Hier wird beschrieben, auf welchen Wegen und mit welchen Mitteln sie vom bloßen „Stattfinden lassen" zum „aktiven Gestalten" praktischer Ausbildung gelangen können. Die Wege und Mittel dienen dem Zweck der Förderung und der Erweiterung der pflegerischen Handlungskompetenzen (→berufliche Handlungskompetenz) Lernender.

8.1   Handlungssituationen als Lernsituationen nutzen

Es gibt zwei Wege, aus denen Lern- und Anleitungssituationen entwickelt werden können, beide sind in der praktischen Ausbildungspraxis üblich und wirken zusammen:
1. von Kompetenzen und →Lernzielen zu Handlungssituationen
2. von Handlungssituationen zu Kompetenzen und Lernzielen

Von Kompetenzen und Lernzielen zu Handlungssituationen
Dieser Weg nimmt seinen Ausgang von den zu erwerbenden Kompetenzen oder Lern- und Ausbildungszielen. Sie werden von Praxisanleitenden gesichtet und für die Ausbildungsplanung der jeweiligen Praxisphase zusammen mit Lernenden ausgewählt [→Kap. 6.2 und 6.4]. Sobald die Lernziele und zu erwerbenden Kompetenzen geklärt sind, lässt sich in der Praxis ermitteln, in welchen Situationen diese erreicht oder erworben werden können.

Wenn Praxisanleitende Ihren Pflegealltag und ihren Arbeitsbereich näher betrachten, dann sehen sie, von wie vielen unterschiedlichen →Handlungssituationen sie umgeben sind. Aus diesem Repertoire wählen sie die Situationen aus, die zum Lernbedarf der Lernenden passen. Handlungssituationen werden erst zu Lernsituationen, wenn Praxisanleitende sie für das →Lernen verfügbar machen. Dazu müssen sie überlegen, über welche Zugänge und mit welchen Mitteln sie Lernen und Anleiten konkret anregen und ausgestalten wollen. Im Prinzip kann jede Handlungssituation im Alltag zu einer Lernsituation werden.

Von Handlungssituationen zu Kompetenzen und Lernzielen

Der zweite Weg verläuft umgekehrt. Praxisanleitende arbeiten mit Lernenden und sehen, wie diese sich in einer bestimmten (möglicherweise unvorhergesehenen oder ungeplanten) Handlungssituation verhalten. Hier erkennen Praxisanleitende, was Lernende entweder noch lernen müssen, um die Handlungssituation kompetent zu bewältigen – also den Lernbedarf. Oder es ergeben sich aus der Handlungssituation ganz neue Themen bzw. Lernanlässe, die vorher gar nicht im Blick waren.

Auf jeden Fall sollten Sie die Handlungssituation nutzen, sie spontan für das Lernen verfügbar machen (z.B. durch die Methoden „Fragen statt Sagen" [→Kap. 8.2] oder „Reflexion" [→Kap. 8.3]) und im zweiten Schritt möglicherweise eine geplante Anleitungssequenz anschließen.

Wenn Sie Lernende in solchen Situationen begleiten oder sie anleiten, die Situation gut zu meistern, dann greifen Sie den Alltag auf und machen ihn zur Lernsituation.

8.1.1 Lernen in ungeplanten komplexen Handlungssituationen ermöglichen

Ungeplante und komplexe →Handlungssituationen ergeben sich zu jedem Zeitpunkt der →Ausbildung. Der verdichtete Pflegealltag ist durch sie gekennzeichnet. Derartige Situationen bündeln viele Themen und zu bewältigende Anforderungen. Sie sind typisch für die Komplexität des Pflegealltags, mit dem Lernende sich in ihrer praktischen Ausbildung auseinandersetzen müssen. Lernende erleben sie oft als Schlüsselsituationen.

Im Unterschied zu geplanten komplexen Handlungssituationen [→Kap. 8.1.2] sind sie für Lernende nicht vorhersehbar. Sie können selten durch schulisch erworbenes Wissen bewältigt werden, mehr durch Erfahrungswissen und Routinehandeln (→Routinen).

„Wo haben Sie meinen Koffer gelassen?" entstammt einem Bericht von Aysel. Sie ist Lernende im ersten Ausbildungsjahr und hat in der Schule diese Handlungssituation erzählt, die wie hier beschrieben im Altenheim ungeplant geschehen ist.

Wo haben Sie meinen Koffer gelassen?

In dem Wohnbereich, wo ich häufig arbeite, leben Menschen mit einer Demenzerkrankung. An einem Morgen berichtete der Nachtdienst bei der Übergabe: ‚War nix los – alles ruhig. Nur Frau Sörensen ist sehr unternehmungslustig'. An diesem Morgen begleitete ich Bianca. Sie ist Pflegefachkraft. Bei unserem ersten Rundgang war Frau Sörensen nicht auf ihrem Zimmer. Ich bekam einen Schreck. Ich fragte mich: Ist sie weggelaufen? Haben wir den Alarm an der Hintertür nicht gehört? Bianca bat mich, Frau Sörensen zu suchen. Ich fand sie im Keller in der Wäschekammer. Frau Sörensen weigerte sich, den Raum zu verlassen. Sie sagte: „Ich muss alles einpacken. Wo haben Sie meinen Koffer gelassen?". Sie schrie mich an: „Können Sie denn nicht mitdenken?" Jetzt war ein guter Rat teuer!

— *Vgl. Walter 2009, S. 192*

Was ist hier eigentlich los?

Aysel arbeitet und lernt auf einem Wohnbereich, wo Menschen mit einer Demenz leben. Die Bewohnerin, Frau Sörensen, die Aysel ein Handlungsproblem beschert, scheint für die Pflegende im Nachtdienst keine größere Herausforderung gewesen zu sein. Zwar war Frau Sörensen „unternehmungslustig", aber eigentlich war „alles ruhig" und nicht wirklich viel los in der Nacht.

Aysel arbeitet an diesem Morgen nicht allein. Sie begleitet die Pflegende Bianca auf dem ersten morgendlichen Routinerundgang. Es ist anzunehmen, dass Bianca als erfahrene Pflegende nach dem nächtlichen Bericht wenig überrascht ist, dass sie und Aysel Frau Sörensen nicht in ihrem Zimmer antreffen. Aysel hingegen reagiert emotional heftig, denn sie bekommt „einen Schreck". Sie hatte wohl angenommen, dass Frau Sörensen, so wie die anderen Bewohnerinnen und Bewohner auch, in ihrem Bett liegen würde. In ihren Kopf fluten sofort Fragen, die zeigen, wie verunsichert sie ist. Aysel geht in der Pflegesituation völlig auf und fühlt sich für Frau Sörensen verantwortlich. Sie bangt, ob sie (und Bianca) pflegerisch versagt, nämlich „den Alarm an der Hintertür nicht gehört" haben könnten.

Bianca schickt die unerfahrene Lernende allein los, die verschollene Bewohnerin zu suchen. Aysel findet Frau Sörensen in der Wäschekammer des Altenheims und ist dort mit einer emotional aufgebrachten Bewohnerin konfrontiert. Die schlichten Sätze „Frau Sörensen weigerte sich den Raum zu verlassen" und „Sie schrie mich an …" lassen ahnen, dass Aysels Versuche, Frau Sörensen aus der Wäschekammer zu locken, die Situation eher eskaliert als beruhigt haben. Wie die Situation letztlich ausgegangen ist, bleibt offen. Sie schließt mit der Perspektive auf eine Lernende, die hilf- und ratlos in der Wäschekammer steht und nicht mehr weiter weiß. Aysel ist an die Grenzen ihres Wissens und ihrer Handlungsfähigkeit gestoßen.

Ein fachlicher Blick auf die Handlungssituation

Die missglückte Begegnung Aysels mit Frau Sörensen in der Wäschekammer lädt dazu ein, mit der pflegefachlichen Brille näher an die Situation heranzutreten. Was ist zu sehen?

Es wird deutlich, dass Frau Sörensens und Aysels Wirklichkeit nicht übereinstimmen. Aysel lebt in der Gegenwart ihres Arbeitslebens und ihrer →Ausbildung und orientiert sich daran. Frau Sörensen erlebt gerade alte Erfahrungen in ihrem gegenwärtigen Leben neu. Im Augenblick erlebt sie sich möglicherweise als junge Frau, die viel unterwegs ist und reist und sich darüber empört, dass sie ihren Koffer nicht dort findet, wo sie ihn vermutet.

Aufgrund ihrer beeinträchtigten Merkfähigkeit erlebt Frau Sörensen die täglichen Ereignisse ihres Lebens in keinem Zusammenhang. Ihre Lebenserfahrungen beziehen sich nur noch auf den unmittelbaren Augenblick. Gegenwart und Erinnerungen aus der Vergangenheit kann sie nicht mehr voneinander trennen. Wie die Kugeln einer Kette ohne Faden besteht ihr Leben nunmehr aus vereinzelten Episoden und Augenblicken, die scheinbar unzusammenhängend aufblitzen. Gegenwärtige Erfahrungen und Erinnerungen des vergangenen Lebens sind für Frau Sörensen gleich wichtig.

Zu dem Zeitpunkt, als Aysel die Wäschekammer betritt, ist das Selbsterleben von Frau Sörensen geprägt von Erinnerungen der Vergangenheit. Sie ist in dem Augenblick nicht die alte Frau, die im Altenheim lebt, sondern die Person, die sie in der Vergangenheit war. Diese Person sucht für die Wäsche einen Koffer. Dies ist die Wirklichkeit, in der sich die „jüngere" Frau Sörensen befindet.

Zu erwerbende Handlungskompetenzen

Aysels und Frau Sörensens Wirklichkeit unterscheiden sich und sind im Moment ihrer Begegnung nicht vereinbar. Erst wenn Aysel weiß, wie sie die Begegnung mit Frau Sörensen angemessen pflegerisch gestalten kann, wird sich die Lage in der Wäschekammer entspannen. Das heißt konkret:

- Aysel erkennt die Wirklichkeit von Frau Sörensen an und nimmt wertschätzend daran Anteil. Sie fühlt sich in die Gefühle und Erfahrungen, welche die „jüngere" Frau Sörensen im Augenblick erlebt, ein und verbalisiert diese. Zum Beispiel so:
  - „Sie haben ja recht."
  - „Es ist ärgerlich – nur die Wäsche und kein Koffer."
- Aysel akzeptiert die Wirklichkeit von Frau Sörensen und gewinnt ihr Vertrauen. Sie baut eine von der Bewohnerin sicher erlebte Beziehung auf.
- Aysel passt ihre Kommunikation und Verständigung an das aktuelle Erleben der Bewohnerin an. Wahrheit und Wirklichkeit der sich in früheren Lebensepisoden befindenden Frau Sörensen sind in dieser Situation handlungsleitend. Zum Beispiel so:
  - „Hier ist kein Koffer. Den müssen wir woanders suchen."
  - „Lassen Sie uns mal jemanden finden, den wir fragen können."

Den Lernbedarf, der hier deutlich wird, kann die Praxisanleitende Aysel in einem Merksatz veranschaulichen:

„Menschen mit einer Demenz haben immer recht und es sollte ihnen nicht widersprochen werden."

Es ist ein begründetes Urteil, nüchtern auf den Punkt gebracht, zu dem Aysel durchdringen kann, wenn ihr Lernprozess gelingt.

Aysels Lernstrategie

Aysels Lernstrategie erschließt sich nicht direkt aus der →Handlungssituation. Aysel berichtet nicht darüber. Man kann also nur vermuten, wie sie die Pflegesituation bewältigt hat.

Nehmen wir an, dass Aysel irgendwann erleichtert mit Frau Sörensen wieder auf dem Wohnbereich erschienen ist. Es bleibt unklar, wie sie die Bewohnerin dazu bewegen konnte, die Wäschekammer zu verlassen. Ist es dabei z.B. zu einer erneuten Auseinandersetzung zwischen den beiden gekommen? Unter Umständen wird es weitere Gründe geben, warum die Begegnung mit Frau Sörensen bei Aysel einen so nachhaltigen Eindruck hinterlassen hat.

Jedenfalls ist die Lernende nach ihrem Praxiseinsatz so verunsichert, dass sie von diesem Erlebnis in der Schule berichtet. Sie hat Fragen zu dieser Pflegesituation. Frau Sörensens ausfallende Reaktion scheint verhindert zu haben, dass Aysel ihre Irritation übergehen (exkludierend weiterhandeln) konnte [→Kap. 4.3.4]. Aysel begegnete ihrem Handlungsproblem mit einer Lernstrategie, indem sie an einem geschützten Lernort (Schule) davon berichtet.

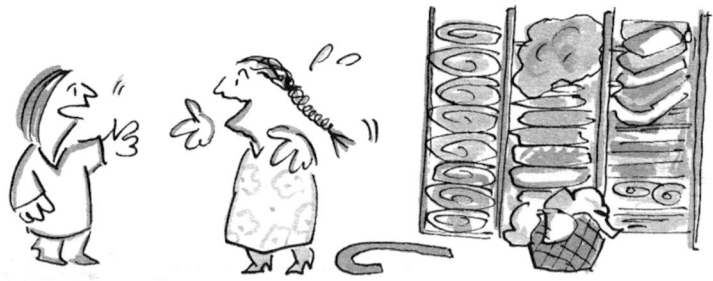

Lernende in ungeplanten Handlungssituationen begleiten

Aysel konzentriert sich in ihrem Bericht ganz auf Frau Sörensen. Bianca spielt nur eine Nebenrolle. Ob Bianca die ernannte Praxisanleitende von Aysel ist, geht aus der Handlungssituation nicht hervor. Allerdings wird sie an diesem Morgen von Aysel begleitet und erhält damit automatisch einen (begrenzten) Ausbildungsauftrag. Sie ist als Pflegende für die Bewohnerinnen und Bewohner und als Praxisanleitende für Aysel verantwortlich.

Im Arbeitsumfeld Altenheim ist anzunehmen, dass Bianca darüber hinaus den Frühdienst leitet und die Arbeitsabläufe verantwortlich organisiert. Mit ein bisschen Fantasie kann man also annehmen, dass diese morgendliche Situation für Bianca ähnlich herausfordernd ist. Sie muss ihre Aufmerksamkeit unterschiedlich verteilen.

Im Bericht der Lernenden gibt es Anhaltspunkte dafür, dass Bianca Aysels Lernprozess wenig Aufmerksamkeit schenkt. Sie versäumt einige mögliche Interventionen, die das →Lernen Aysels befördert hätte. Solche möglichen Interventionen werden im Folgenden ausgeführt.

Lernende wie Aysel benötigen in einer solchen Handlungssituationen die Begleitung Praxisanleitender. Dies beinhaltet:

- Aufmerksam-Sein erzeugen
- Sicherheit geben
- →Reflexion anbieten
- geplante Lernsituation anschließen
- Modell sein

Aufmerksam-Sein erzeugen

Gehen wir noch einmal an den Anfang der Situation zurück. Die Pflegende der Nacht berichtet: „War nix los – alles ruhig. Nur Frau Sörensen ist sehr unternehmungslustig."

- Was davon hat Aysel wohl gehört?
- Auf welche Pflegesituation mag sie sich bei einem derart unbestimmten Informationsgehalt der Übergabe eingestellt haben?

Aysel erschrickt, als sie das leere Zimmer von Frau Sörensen sieht. Offensichtlich hat sie nur den ersten Teil der Botschaft vernommen und ist davon ausgegangen, dass die Bewohnerin in ihrem Bett liegt.

Bereits unmittelbar nach der Übergabe kann Bianca pädagogisch tätig werden, wenn sie Aysel fragt: Was hast Du gehört bei der Übergabe und davon verstanden? Diese Frage lenkt die Aufmerksamkeit der Lernenden auf die zu erwartende Situation. Und sie ermöglicht der Praxisanleitenden noch vor dem morgendlichen Rundgang mit Aysel, über „unternehmungslustige" Personen mit einer Demenz ins Gespräch zu kommen. Aysels fachliche Perspektive auf den Umgang mit solchen Menschen im Allgemeinen kann geschärft werden und Bianca kann Aysel noch wichtige Hinweise zur besonderen Lebenssituation von Frau Sörensen geben.

Bianca merkt nicht, dass Aysel sich erschreckt, und erteilt der Lernenden einen Arbeitsauftrag: Aysel soll Frau Sörensen suchen. Die Pflegende übernimmt dabei zwar Verantwortung für Frau Sörensen, ist für Aysels Situation aber nicht aufmerksam.

Bianca beauftragt die Lernende und vergewissert sich nicht, ob Aysel überhaupt in der Lage ist, diesen Auftrag zu erfüllen. Sie ahnt nicht, was Aysel gerade erlebt und denkt. Und sie fragt nicht nach. Wahrscheinlich entwickelt sie keine Fantasie, wo und in welchem Zustand Aysel Frau Sörensen finden könnte. Denn wenn Aysel die Bewohnerin z.B. in irgendeinem verlassenen dunklen Hinterzimmer des Heims kotverschmiert aufspürt, dann würde ihr diese Situation möglicherweise den nächsten Schreck versetzen.

Sicherheit geben

In solchen oder vergleichbaren Fällen ist es eine wichtige pädagogische Aufgabe von Praxisanleitenden, die Situation stellvertretend für Lernende vorwegzunehmen. Was könnte Bewohnerin und Lernender im schlimmsten Fall passieren bzw. passiert sein?

Bianca wird Frau Sörensen genau kennen und sie u.U. in der Wäschekammer vermuten. Sie lässt Aysel aber nicht an ihrem Wissen und ihren Gedanken teilhaben. Hätte Bianca die Situation kritischer eingeschätzt, dann hätte sie Aysel sicherlich nicht allein losgeschickt.

Methodisch ist es deshalb sinnvoll, wenn Bianca ihre Gedanken beim Anblick des leeren Zimmers laut ausspricht (Methode des lauten Denkens [→Kap. 8.2.2]). Aysel kann daran lernen, wie erfahrene Pflegende derartige Situationen einschätzen und dazu ihre Fragen stellen. Auf jeden Fall sollte Bianca Aysels Unsicherheit entschärfen, bevor sie die Lernende allein losschickt.

Reflexion anbieten

Zurück aus der Wäschekammer möchte Aysel die Begegnung mit Frau Sörensen besser verstehen. Man ahnt, dass Bianca Aysel mit ihrem Erlebnis alleinlässt. Offenbar schenkt sie Aysel auch nach ihrer Rückkehr aus der Wäschekammer keine Aufmerksamkeit. Vielleicht ist sie froh darüber, dass die Lernende ihr nun endlich wieder als Arbeitskraft zur Verfügung steht und fragt deshalb nicht weiter nach.

Im Rahmen einer gezielten Nachreflexion [→Kap. 8.3] – z.B. am Ende des Arbeitstages – könnte Bianca diese ungeplante und komplexe Pflegesituation für Aysels Lernen noch fruchtbar werden lassen.

Was man an „Wo haben Sie meinen Koffer gelassen?" sieht, ist, dass Praxisanleitende zwar viele Lernanlässe nicht voraussehen, aber Ereignisse im Handlungsvollzug aufgreifen und zum Lernen führen können. Gelingt dies einmal nicht, dann suchen sich Lernende bei Lernanlässen, wie ihn Frau Sörensen hier für Aysel bietet, die notwendige Unterstützung woanders. Das heißt Lernanlässe, die Praxisanleitende nicht wahrnehmen, können Lernende trotzdem zum Lernen führen.

Geplante Lernsituation anschließen

Nehmen wir an, Bianca und Aysel arbeiten auch in den drauffolgenden Tagen im Frühdienst zusammen. Dann ist es sinnvoll, wenn die Praxisanleitende diese ungeplante Handlungssituation in eine geplante Lernsituation überführt. Folgende Arbeits- und Beobachtungsaufträge wären dafür z.b. denkbar:

Kompetenz:
Aysel anerkennt die Wirklichkeit von Frau Sörensen und nimmt wertschätzend daran Anteil. Sie fühlt sich in die Gefühle und Erfahrungen, welche die „jüngere" Frau Sörensen im Augenblick erlebt, ein und verbalisiert diese.

Arbeitsaufträge, z.B.:
- Aysel sammelt biografische Daten von Frau Sörensen (z.b. aus der Pflegeplanung, von Angehörigen und Pflegenden, die Frau Sörensen gut kennen).
- Aysel schreibt eine Biografie aus der Sicht von Frau Sörensen (Ich-Form).
- Aysel beobachtet Frau Sörensen eine Zeit lang in unterschiedlichen Situationen. Sie lernt sie dadurch persönlich kennen:
- Aysel studiert Frau Sörensen als „Persönlichkeit" (Haltung, Mimik, Gestik, Laufgewohnheiten/-wege) und notiert ihre Beobachtungen.
- Aysel läuft wie Frau Sörensen (Haltung, Mimik, Gestik, Tempo …) und fühlt sich dabei in die Bewohnerin ein.
- Aysel spielt eine typische Situation, in der sie Frau Sörensen vorher beobachtet und erlebt hat (z.B. Frau Sörensen in der Wäschekammer) und erfährt an sich selbst, wie Bianca Frau Sörensen in dieser Situation pflegerisch begleitet.

Beobachtungsaufträge:
Beobachten Sie Frau Sörensen über mehrere Tage. Notieren Sie Antworten auf folgende Fragen:
- Welche Veränderungen in den Lebensaktivitäten können Sie bei Frau Sörensen beobachten?
- Über welche Ressourcen verfügt Frau Sörensen, die Sie nutzen können?
- Aysel beobachtet sich selbst und reflektiert ihre Gefühle, Erwartungen und Reaktionen auf Verhaltensweisen von Frau Sörensen.

Lebensgeschichte von Frau Sörensen

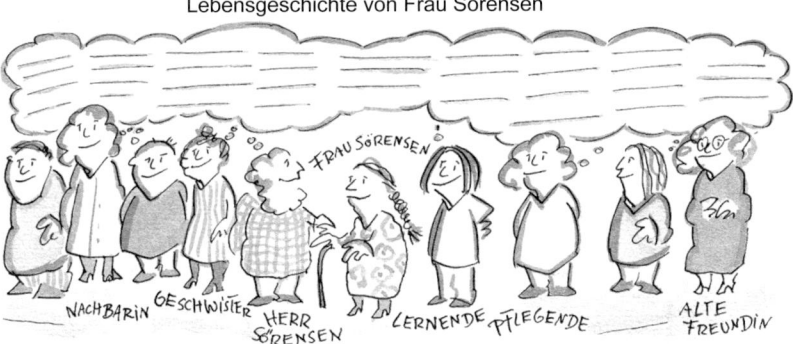

Modell sein

Wenn Lernende erleben, dass Praxisanleitende für ihr →Lernen aufmerksam sind, dann fördert das ihre Fähigkeit des Aufmerksam-Seins. Was sie an sich selbst erfahren und ihnen vorgelebt wird, überträgt sich auf ihre Haltung und ihr Verhalten gegenüber den ihnen anvertrauten Menschen.

Besonders bei der Gestaltung des Kontaktes zu Menschen mit einer Demenz kann das richtige Verhalten am besten am Modell gelernt werden. Die Wirklichkeit einer Frau Sörensen wertschätzend zu begleiten und die „richtigen" Sätze zu sprechen, erfordert einige Erfahrung. Die verbalisierten Gefühle stehen Pflegenden erst zur Verfügung, wenn sie häufiger Beispiele hierfür gehört oder erlebt haben. In der Situation in der Wäschekammer sagen zu können: „Sie haben ja recht", „Es ist ärgerlich", gelingt wohl den wenigsten Lernenden auf Anhieb aus sich selbst heraus. Eine ebensolche anspruchsvolle Aufgabe ist es, den richtigen Tonfall bei einem Satz zu treffen wie: „Hier ist kein Koffer. Den müssen wir woanders suchen." Der Erfolg in dieser Situation hängt aber genau davon ab. Denn Frau Sörensen wird weniger auf den Sachgehalt reagieren als auf den emotionalen Gehalt der Botschaft. Wenn Frau Sörensen z.B. Gereiztheit wahrnimmt, dann wird sie sich sperren mitzukommen.

Diese „Zwischentöne" werden Lernende wesentlich durch Modelle lernen. Besser noch durch solche, die in der nachträglichen →Reflexion erklären können, warum sie in diesem Moment diese Sätze und in diesem Tonfall gesprochen haben.

8.1.2 Lernen pflegerischer Einzelhandlungen unterstützen

Pflegerische Einzelhandlungen sind „innerhalb eines Handlungsflusses abgegrenzte pflegerische Tätigkeiten", die Lernende aufzählen, wenn man sie fragt, was sie heute gelernt haben: Betten, Verordnungen, Essen reichen usw. (Fichtmüller und Walter 2007, S. 228ff.).

Es gibt verschiedene Anteile pflegerischer Einzelhandlungen, z.b.:

- Kontaktgestaltung (zu anderen Menschen Kontakt herstellen und aufbauen)
- Informieren (Menschen über eine bevorstehende Handlung in Kenntnis setzen)
- Aushandeln (die pflegefachliche und die subjektive Perspektive von Klienten miteinander ins Gespräch bringen und nach Lösungen suchen)
- Technik (manuell: z.b. eine Insulinperfusorspritze richten; sozial-kommunikativ: z.b. ein personenzentriertes Angehörigengespräch führen)

Pflegerische Einzelhandlungen lassen sich unterscheiden in komplexe Einzelhandlungen, an denen Patienten beteiligt sind (was ihre Vielschichtigkeit wesentlich erhöht), z.b. Verbinden eines zentralen Venenkatheters, oder weniger komplexe, z.b. Richten einer Infusion im Arbeitsraum.

Einzelhandlungen sind einerseits planbar oder sie müssen in Situationen, deren Geschehen weitgehend offen ist, erst ausgestaltet werden. So entwickelt sich z.b. der Kontakt, den die Lernende zu einem Patienten aufbaut, erst im Prozess des Handelns und kann deshalb vorher nur bedingt vorbereitet werden. Demgegenüber kann die pflegerische Einzelhandlung „Infusionen richten" leichter geplant und eingeübt werden.

Pflegerische Einzelhandlungen werden unterschiedlich bewertet [→Kap. 4.1]. Vielen Einzelhandlungen, die im Intensivbereich angesiedelt sind, wird ein hoher Wert zugeschrieben, weil sie ärztlichen Tätigkeiten nahe sind und in den Körper eingreifen und ihn verletzen (vgl. Fichtmüller und Walter 2007, S. 228ff.).

Auch das Lernen einer pflegerischen Einzelhandlung im Rahmen einer geplanten und scheinbar übersichtlichen Lern- und Anleitungssituation kann eine ungeahnte Dynamik annehmen. Dafür muss sich nur der Zusammenhang der Situation anders entwickeln als erwartet.

Der folgende Bericht „Für ganz dumme Schüler haben wir Taschenrechner" ist ein solches Beispiel. Hier berichtet eine erfahrene Pflegende, nennen wir sie Helene Vogler. Sie leitet Marwin, einen Lernenden Ende des zweiten Ausbildungsjahrs an, der seit drei Wochen auf der Intensivstation tätig ist.

Für ganz dumme Schüler haben wir Taschenrechner.

Ich hatte Marwin gebeten, einen Insulinperfusor aufzuziehen. Dazu muss man Einheiten in Milliliter umrechnen. Ich erklärte ihm erst, worauf es genau ankommt und ließ ihn dann einfach machen. In der Zwischenzeit wendete ich mich einem anderen Patienten zu. Karin, unsere Stationsschwester, bereitete in Marwins Nähe eine Infusion vor und beobachtete dabei seine Rechenbemühungen. Das machte ihn ziemlich nervös und lenkte ihn ab. Ich sah aus dem Augenwinkel, wie unsicher der ansonsten fitte Schüler plötzlich war.

Er schien zu keinem Ergebnis zu kommen. Nach einer Weile hörte ich, wie Karin unseren Taschenrechner aus einer Schublade zog, Marwin den hinwarf und sagte: „Für ganz dumme Schüler haben wir Taschenrechner." Ich zuckte zusammen, als ich Karins abwertende Bemerkung hörte. Uns fällt nämlich schon länger auf, dass fast alle Schüler Schwierigkeiten mit den einfachsten Rechnungen haben – wahrscheinlich wegen der Verantwortung, die sie plötzlich meinen zu haben und nicht, weil sie es nicht können.

Was ist hier eigentlich los?
Frühestens Ende des zweiten Ausbildungsjahres dürfen Lernende auf der Intensivstation sein. So auch Marwin, der diesen Einsatz sicherlich freiwillig gewählt hat, denn nicht alle Lernende wollen und können hier ausgebildet werden. Zudem ist der Einsatz hier nicht gesetzlich verpflichtend.

Helene Vogler ist die Hauptbezugsperson von Marwin. Sie „hatte Marwin gebeten, einen Insulinperfusor aufzuziehen". Im Zusammenhang mit dem Folgesatz „dazu muss man Einheiten in Milliliter umrechen" scheint es, dass es sich eher um einen Arbeitsauftrag handelt. Sie erteilt Marwin im Rahmen einer geplanten Anleitung den Auftrag zu einer pflegerischen Einzelhandlung.

Bei Marwins Ausbildungsstand ist anzunehmen, dass er Teile davon bereits kann. Er zieht die Trägerlösung in einer Perfusorspritze hygienisch auf und beherrscht den damit verbundenen Arbeitsablauf. Hingegen muss er noch lernen, das richtige Mischungsverhältnis zwischen Trägerlösung und Medikament herzustellen, das dem Patienten zugeführt werden soll. Helene spricht mit Marwin darüber, als sie ihm den Arbeitsauftrag erteilt. Dann wendet sie sich möglicherweise bewusst einem Patienten zu, damit Marwin einfach allein seine Erfahrungen machen kann.

In dem Moment, als Helene sich von dem Lernenden abwendet und locker lässt, gewinnt Karin die Kontrolle über die Anleitungssituation. Vielleicht folgt sie einem Impuls, den leitende Personen bisweilen haben, stets alles kontrollieren zu wollen. Karin möchte sich einen Eindruck über das Können der Lernenden auf ihrer Station verschaffen, so wie über das ihrer Mitarbeitenden auch. Möglicherweise beobachtet Karin Marwins Rechenkünste ganz gezielt. Denn es war vorher auf der Intensivstation aufgefallen, dass fast alle Lernenden „Schwierigkeiten mit den einfachsten Rechnungen haben". Karin will wissen, ob wenigstens dieser sonst eigentlich „fitte" Schüler rechnen kann.

Marwin spürt Karins Kontrolle und wird unter ihren Stationsschwester-augen unsicher. Man weiß nicht genau, aus welcher Quelle sich seine Un-sicherheit speist. Vielleicht ist Mathe seine große Schwäche oder er be-kommt unter Druck einen „Blackout", der durch Karin noch verstärkt wird. Womöglich erlebt Marwin diese Situation als kleine Mathematik-prüfung, bei der seine Rechenfähigkeit versagt.

Gern würde man Marwin anstupsen und ihn ermutigen, seine Schwäche einfach einzugestehen. Das macht er aber nicht. Marwin versucht, sich durch die von ihm peinlich erlebte Situation zu rechnen. Er rechnet und rechnet ohne Erfolg. Natürlich will er gerade bei Karin einen guten Eindruck hinterlassen. Vielleicht strebt er später eine Stelle auf der Intensivstation an. Fehler darf man hier keine machen, denkt er.

Schließlich hält Karin diese Situation nicht mehr aus. Anstatt Marwin beim →Lernen zu unterstützen oder ihn mit einer kleinen Be-merkung zu beruhigen („Du, ich bin hier gleich weg, dann hast du dei-ne Ruhe") verweist sie ihn dorthin, wo er ihrer Meinung nach hinge-hört. Sie bezeichnet ihn nicht nur als „dummen" sondern als „ganz dummen Schüler".

Sollte der Lernende vorher irgendeinen Anflug von Stolz empfun-den haben, zur Gruppe der machtvollen Lebensretter zu gehören – wenigstens für die kurze Zeit seines Einsatzes –, dann hat Karin ihm diesen Glauben mit „ihrer abwertenden Bemerkung" gründlich ver-dorben.

Helene Vogler hört die Botschaft von Karin aus zwei Perspekti-ven: Verantwortlich für den Lernenden hat sie Mitgefühl. Sie meint, dass Marwin beim Rechnen versagt, weil er sich darüber bewusst ist, dass die falsche Mischung von Trägerlösung und medikamentösem Zusatz (und noch dazu Insulin) böse Folgen für einen Patienten haben kann. Helene ist hier ganz in der Rolle der Fürsprecherin. Anderseits kennt auch sie die Schwierigkeit vieler Lernender, die mit den einfachs-ten Rechnungen nicht zurechtkommen. So wie Karin sieht Helene da-rin ein Problem, das durch →Ausbildung verbessert werden muss.

Ein fachlicher Blick auf die Handlungssituation

Ein Lernanlass auf Intensivstationen ist u.a., Infusionsflaschen und Perfusorspritzen mit verschiedenen Medikamentenzusätzen zu versehen. Diese aufbereiteten Infusionen und Perfusoren werden mittels technischer Geräte (z.B. Infusomat, Perfusor) über einen längeren und vorher definierten Zeitraum Patienten gezielt zugeführt. Obgleich das Verfahren in den meisten Häusern standardisiert ist (es gibt Tabellen mit Mengenangaben), sollten Lernende das Berechnen von Infusionszusätzen lernen, um das dahinter liegende Prinzip zu verstehen.

Die in der Regel vom Arzt verordneten Medikamente werden mit isotonischer Kochsalzlösung oder Glucose 5% verdünnt. Wenn z.B. Insulin über einen Perfusor einem Patienten zugeführt werden soll, dann muss eine festgelegte Menge von Insulin in der Perfusorspritze sein. Die richtige Menge ermitteln Pflegende, indem sie Insulin zuerst von Insulineinheiten (IE) in Milliliter (ml) umrechnen.

Sollen z.B. 100 IE Insulin in einer Perfusorspritze mit einem Volumen von 50 ml sein, dann gilt die folgende Rechnung: Wenn 40 IE Insulin 1 ml entsprechen, dann entsprechen 100 IE Insulin 2,5 ml.

Aus hygienischen Gründen muss immer zuerst die Trägerlösung aufgezogen werden. In diesem Fall sind das: 50 ml–2,5 ml = 47,5 ml. Wenn das Insulin dazu kommt, ergibt das 50 ml. Insgesamt hat man in der Spritze jetzt eine Menge von 2 IE pro Milliliter Insulin (100 IE : 50 ml = 2 IE pro ml).

Über den Perfusor wird das Medikament in Milliliter pro Stunde verabreicht. Wenn Pflegende die Menge pro Milliliter kennen, dann wissen sie, wie viel Insulineinheiten in der Stunde dem Patienten zugeführt werden. Wird z.B. angeordnet, dass der Patient 2 ml pro Stunde bekommen soll, dann heißt es im Alltag oft: „Stell den Perfusor auf 2." In diesem Fall bekommt der Patient 4 IE pro Stunde. Lernende sollten die Einlaufgeschwindigkeit von Infusionen und Perfusoren einstellen können und wissen, welche Menge Insulin dem Patienten dann in der Stunde verabreicht wird.

Diese geplante Lern- und Anleitungssituation enthält einen weiteren Aspekt, der sich Lernenden auf Intensivstationen in der Regel wohl eher implizit [→Kap. 4.1] vermittelt.

Ein Organisationsgesetz von Intensivstationen ist, dass beim Leben retten keine Fehler gemacht werden dürfen. Fehler können für Patienten lebensbedrohlich werden oder gar tödlich ausgehen. Fehler machen und erfolgreich Leben retten schließen sich also aus. Mitarbeitende sollten Fehler möglichst vermeiden.

Aus diesem Grund sind die Arbeitsabläufe auf Intensivstationen hochstandardisiert und kontrolliert. Jeder Fehler darf möglichst nur einmal passieren, um ihn nachhaltig abzuwenden. Fehlerkontrolle ist demzufolge ein lebenssicherndes Element. Lernende wissen oft noch nicht einzuschätzen, wie gefährlich medizinisch-pflegerische Eingriffe auf Intensivstationen sein können. Arbeitsabläufe, die ihnen u.U. unlogisch erscheinen mögen, sind hier aber nur wirksam, wenn alle Mitarbeitenden sie zuverlässig und verantwortlich einhalten.

Wenn es um Menschenleben geht, dann darf nur begrenzt aus Fehlern gelernt werden. Das heißt, ein →Lernen aus eigenen Erfahrungen, bei dem Lernende in einem gewissen Rahmen (ohne Kontrolle) etwas ausprobieren können, ist hier kaum möglich. Es darf nur so weit kommen, dass Lernende unbeabsichtigt einen Fehler planen, der durch die Kontrolle ihres Vorhabens sofort korrigiert wird.

Die besten Strategien verhindern aber nicht, dass Fehler passieren. In einem Milieu der Fehlervermeidung neigen Mitarbeitende dazu, Fehler zu vertuschen. Denn die fachliche Kompetenz von Personen, die Fehler machen, droht in Frage gestellt zu werden und ihr Ansehen sinkt im hierarchischen Gefüge.

Werden Fehler vertuscht, dann kann nicht aus ihnen gelernt werden. Um Fehler effektiv zu verringern und aus ihnen zu lernen, sollten sie zugegeben und offen besprochen werden. Nur dann können sie nachhaltig abgestellt werden. Aufgrund dieses Dilemmas versuchen viele Organisationen, als wichtigen Bestandteil des Qualitätsmanagements eine offene Fehlerkultur zu entwickeln.

Zu erwerbende Handlungskompetenzen

Helene Vogler weiß und hat sich wahrscheinlich auch vorher davon überzeugt, dass Marwin folgende Vorkenntnisse und Handlungskompetenzen auf die Intensivstation mitbringt:

- Marwin erläutert Ziele und Formen von Infusionstherapien und welche davon auf der Intensivstation überwiegend zum Einsatz kommen.
- Er wählt angeordnete Infusionen gezielt aus, stellt die dazu notwendigen Materialien zusammen und bereitet die Infusionen hygienisch fachgerecht vor.
- Er bereitet medikamentöse Kurzinfusionen und Medikamente zur intravenösen Verabreichung fachgerecht vor.

Diese Kenntnisse und Kompetenzen erweitert er (auf der Intensivstation) um die folgenden Handlungskompetenzen:

- Marwin bereitet Perfusorspritzen und Infusionen mit den verordneten Infusionszusätzen (z.B. Insulin) fachgerecht vor.
- Er führt die in diesem Zusammenhang medizinisch erforderlichen Berechnungen auch in besonderen Stresssituationen sicher und fehlerfrei durch.
- Marwin bedient medizinisch-technische Geräte (z.B. Infusomat, Perfusor) fachlich sicher und stellt dabei die Laufgeschwindigkeit von Perfusoren und Infusionen korrekt ein.
- Marwin erläutert die Wirkung von Medikamenten, wie z.B. Insulin und welche Komplikationen und Gefahren bei der Insulintherapie über den Perfusor auftreten können.
- Marwin übernimmt eingeschränkte Verantwortung für sein Handeln (z.B. Zubereitung von i.v. Medikamenten). Er erkennt die Grenzen seiner Handlungsmöglichkeiten und kommuniziert diese.
- Marwin gibt Fehler zu, analysiert sie und lernt aus ihnen.

Marwins Lernstrategie

In der so beschriebenen Situation gerät Marwins Handeln ins Stocken, er erlebt eine Handlungsproblematik [→Kap. 4.3.4]. Er ist unsicher oder wird verunsichert. Ob Marwin den Insulinzusatz erfolgreich berechnet hätte, wenn Karin nicht in seiner Nähe gewesen wäre, kann nur vermutet werden. Er hätte auf die Handlungsproblematik mit einem der folgenden Lernmodi [→Kap. 4.3.4] reagieren können:

▪ Marwin räumt früher oder später sein Handlungsproblem gegenüber Helene ein und bittet sie, ihm die Berechnung von Insulin noch einmal zu erklären. Marwin schätzt richtig ein, wie gefährlich eine falsche Rechenleistung für den Patienten werden kann. In diesem Fall wählt er eine Lernstrategie (Anleitung erbitten) und handelt verantwortlich, gerade weil er seine Unsicherheit ernst nimmt. Leider kommt Karin ihm zuvor, beraubt ihn einer Lernchance und demütigt ihn obendrein mit ihrer Bemerkung.

▪ Marwin kann sein Rechenproblem einfach übergehen und exkludierend weiterhandeln [→Kap. 4.3], weil Karin und später auch Helene ihn nicht kontrollieren. Marwin rechnet so lange, bis er zu einem Ergebnis kommt. Dann zieht er die errechnete Menge Insulin in einer Spritze auf und legt diese neben die bereits mit der Trägerlösung vorbereitete Perfusorspritze. Er ruft Helene, die sein Arbeitsergebnis überprüft. Sollte das nicht stimmen, leitet sie Marwin ein weiteres Mal an, das Verhältnis von Insulin zur Trägerlösung zu berechnen.

▪ Marwin nimmt seine Rechenschwäche gar nicht erst wahr und bereitet die Perfusorspritze mit 50 ml Flüssigkeit vollständig vor (integrierend Weiterhandeln [→Kap. 4.3]). Helene, die den Lernenden für fit hält, zeigt ihm, wie der Perfusor angeschlossen und die Einlaufgeschwindigkeit eingestellt wird. Bei der nächsten Blutzuckerkontrolle fällt ihr allerdings auf, dass der Blutzucker des Patienten extrem niedrig ist. Erst jetzt vollzieht sie Marwins Rechnung nach und stellt fest, dass er zu viel Insulin der Trägerflüssigkeit beigefügt hat.

Das Lernen pflegerischer Einzelhandlungen unterstützen

Ob nun beim Lernen pflegerischer Einzelhandlungen oder in komplexeren →Handlungssituationen – egal, welchen Lernmodus [→Kap. 4.3] Lernende bei Handlungsproblemen wählen, auf Intensivstationen fallen früher oder später daraus erwachsene Handlungsfehler auf. Sie rutschen nicht durch das engmaschige Netz der dortigen Kontrollen. Fehler können hier der gezielten Anleitung zugeführt und für das →Lernen verfügbar gemacht werden.

Praxisanleitende, die durch eine wertschätzende Lernatmosphäre [→Kap. 9.1] Lernenden „das Fehler machen" einräumen, bewirken, dass diese vor sich und anderen Handlungsunsicherheiten eingestehen und aus Fehlern lernen können.

In der vorliegenden Situation sollte Helene die von ihr geplante und von Karin verpatzte Anleitung einer pflegerischen Einzelhandlung zunächst zurückstellen und Karins spöttische Bemerkung als Einstieg für ein Reflexionsgespräch mit Marwin nutzen.

Marwin kann hier zunächst seine Empfindungen und Gedanken aussprechen und reflektieren, was Karins Verhalten bei ihm ausgelöst hat. Womöglich wird Helene hier bereits mehr darüber erfahren, was genau Marwin beim Rechnen blockiert hat.

Im zweiten Schritt sollte Helene mit Marwin folgende Aspekte reflektieren:

- Kontrolle und Standardisierung von Arbeitschritten sind auf Intensivstationen aus den oben genannten Gründen zwingend notwendig. Sie geben in einem anspruchsvollen und sehr komplexen Arbeitsfeld Sicherheit.
- Lernende dürfen Fehler machen und sollten diese – so wie Pflegende auch – nicht vertuschen.
- Die Kontrolle Lernender entlastet nicht nur die für Lernende verantwortlich leitenden Personen und Praxisanleitende, sie entlastet auch Lernende selbst.

Erst wenn Marwin die Zusammenhänge dieser Situation versteht und er einen Teil von Karins Motiven, ihn zu kontrollieren, besser einschätzen kann, ist es sinnvoll, sich noch einmal der Berechnung von Infusionszusätzen zu widmen.

Wie Helene hier vorgehen kann, hängt davon ab, woran Marwins „Rechenproblem" genau liegt. Richtig wäre gewiss, wenn der Lernende erst einmal die schlichte Dreisatzrechnung unabhängig vom Sachzusammenhang üben würde. Dann würde sich schnell herausstellen, ob es die bloße Rechenaufgabe ist, die Marwin (z.b. auf Grund einer Rechenschwäche) nicht lösen kann oder ob ihn andere Gründe blockieren (z.b. dass er unter Stress nicht mehr denken kann).

Manchmal werden Lernende auch verwirrt, wenn Praxisanleitende ihnen zu viele Informationen auf einmal geben und Handlungsabläufe nicht für sie in einzelne und nachvollziehbare Schritte zerlegen. Es ist eine wichtige pädagogische Aufgabe, Informationen gezielt auf ihren Gehalt zu prüfen und sie auf wesentliche Inhalte zu reduzieren. Ebenso ist die Reihenfolge entscheidend, in der Inhalte vermittelt werden.

Als routinierte Pflegende fällt es manchmal schwer nachzuvollziehen, wie viel aus der Perspektive Lernender noch neu ist. Hier helfen Einfühlung in die Situation Lernender sowie die alte pädagogische Regel: Weniger Informationen sind mehr. Manchmal wird es allerdings wirkungsvoller sein, wenn Praxisanleitende weniger Informationen geben als diese zu erfragen, also fragen statt sagen [→Kap. 8.2.2].

In jedem Fall ist nicht zu unterschätzen, dass Lernende sicherer werden, je häufiger sie Handlungen üben können. Helene sollte Marwin bei jeder Gelegenheit, die sich ergibt, Infusionszusätze berechnen lassen, sodass er darin routiniert wird.

8.2 Instrumente und Methoden praktischer Ausbildung

Mit **Instrumenten** sind Hilfsmittel oder Werkzeuge gemeint, die Lernende zum →selbstgesteuerten Lernen anregen sollen. Sie strukturieren Lernen und stellen einen Teil einer Lerninfrastruktur am Arbeitsplatz sicher.

Instrumente vermitteln auch die *inhaltliche* Zusammenarbeit von Schule und Betrieb (→Lernortkooperation). Sie beziehen sich auf die Lernfelder und Themenbereiche der Ausbildungsverordnungen sowie auf die Vorgaben von theoretischen Rahmenlehrplänen. Sie bieten eine systematische Voranalyse pflegerischer Inhalte am Arbeitsplatz und tragen zum gezielten Lernen bei.

Häufig arbeiten Praxisanleitende mit Instrumenten, die in Schulen entwickelt worden sind und die Lernende von dort direkt in die Einrichtungen mitbringen. Dies sind z.B.:

- Materialien, die Lehrende erstellt haben. Sie können von Lernenden jederzeit in der Praxis bearbeitet werden und stehen für sich. Das heißt, dass sie nicht zwingend mit in der Schule erarbeiteten Lernsituationen verbunden sind.
- Materialien, die von Lehrenden und Praxisanleitenden gemeinsam erarbeitet worden sind. Sie beziehen sich auf komplexere Aufgaben oder Tätigkeiten in der Praxis wie z.B. das „Legen eines Blasenverweilkatheters".
- Darüber hinaus arbeiten Praxisanleitende mit Lernangeboten, die sie selbst entwickelt haben. Sie beziehen sich auf Lernanlässe an einem bestimmten Lernort.

Alle Hilfsmittel wollen den Betrieben Orientierung geben und Material für eine geplante →Ausbildung zur Verfügung stellen. Und sie unterstützen Schulen in ihrer Gesamtverantwortung für die theoretische und praktische Ausbildung.

Methoden sind Handhabungen, Arbeitsweisen, Wege, Praktiken, Verfahren, Stile, Strategien, Taktiken oder Techniken. Sie beschreiben ein bestimmtes Vorgehen beim Lehren und →Lernen. Methoden sind umso wirksamer, je besser sie zur Person passen, die sie auswählt und anwendet. Über die Auswahl der Methoden entscheiden u.a. folgende Faktoren:

- Methodenkompetenz der Lernenden: Können Lernende bestimmte Methoden bereits anwenden oder müssen sie an diese erst herangeführt werden?
- Lehr-Lern-Beziehungsmuster: Soll Lernen z.b. eher durch Lehren (Kurzvortrag) oder fragend und im Dialog (fragen statt sagen) arrangiert werden? In dem einen Fall wäre die Praxisanleiterin mehr Wissensvermittlerin und im anderen Fall Dialogpartnerin.
- Ziele und Kompetenzen: Soll die Lernende psychomotorische →Fähigkeiten und Fertigkeiten erwerben (Demonstration) oder personale und soziale Kompetenzen (Reflexion von Erfahrungen im Lerntagebuch)?
- Lernort und Lernchancen: Findet Lernen etwa in einem Wohnbereich statt, wo Menschen mit einer Demenz leben (Rollenspiele) oder auf einer Intensivstation an einer Universitätsklinik (systematisches Fertigkeitstraining)? Der eine Lernort befördert eher sozialpflegerische und kommunikativpsychologische und der andere Lernort anspruchsvolle medizinisch-pflegerische Handlungskompetenzen.

In den vergangenen zehn Jahren wurden zwar Lehr-Lern-Prozesse in der Pflege ausgiebig beforscht (s. z.B. Fichtmüller und Walter 2007). Instrumente und Methoden sowie ihr Nutzen für die praktische Ausbildung sind bisher aber wenig systematisch erschlossen worden. Im Folgenden werden einige von ihnen näher vorgestellt.

8.2.1 Instrumente

Tätigkeitsnachweise

Tätigkeitsnachweise oder Lernzielkataloge sind altbekannt. Schulen geben sie ihren Lernenden in die Betriebe mit. Es sind Listen, die mehr oder weniger detailliert aufzeigen, welche Einzelhandlungen Lernende in der Praxis ausbilden sollen.

Jüngere Exemplare werden u.a. Praxisbegleithefte genannt. Sie bilden keine einzelnen →Fähigkeiten und Fertigkeiten ab, sondern umfassen eine Sammlung sogenannter →Lernsituationen, die den Lernfeldern oder Themenbereichen der Berufsgesetze zugeordnet sind.

Die einzelnen Lernsituationen beschreiben unter einem bestimmten Titel, wie z.b. „Individuellen Pflegebedarf im Bereich der Ernährung analysieren und Pflegeinterventionen gestalten" zu erwerbende Inhalte und berufliche Kompetenzen (Evangelische Pflegeakademie der Inneren Mission München 2007, S. 35).

Tätigkeitsnachweise und Praxisbegleithefte dienen der Orientierung. Sie geben keine methodischen oder zeitlichen Hinweise, wie und wann einzelne Pflegehandlungen angeleitet werden können. Hier wäre ein detaillierter Ausbildungsplan notwendig. Tätigkeitsnachweise helfen Praxisanleitenden und Lernenden nur, die Inhalte und die zu fördernden Kompetenzen im Ausbildungsverlauf zu überblicken.

Praxisaufträge

Praxisaufträge verbinden schulisches Wissen mit Pflegesituationen am Praxisort und damit das →Lernen unmittelbar mit dem Handeln. Sie bringen pflegerisches Wissen zur Anwendung. Lernende sollen dadurch gezielt selbst tätig werden.

Praxisaufträge ermöglichen Beobachten, Erkunden und Gestalten von Pflege. Mit ihrer Hilfe können Lernende ihr Handeln reflektieren und ihr pflegerisches Wissen anderen präsentieren.

Ihre Form kann unterschiedlich sein. Es sind einzeln zu bearbeitende
- Beobachtungsaufträge,
- Erkundungsaufträge oder
- Gestaltungsaufträge.

Am Beispiel einer →Handlungssituation mit einer Patientin mit einer Demenz wird gezeigt, wie Praxisaufträge formuliert werden können. Sie knüpfen an pflegerisches Wissen an, das Lernende sich in der Schule erarbeitet haben. In Kleingruppen tauschen sie sich u.a. über ihre individuellen Essgewohnheiten aus. Sie stellen in ihren jeweiligen Gruppen Ähnlichkeiten und Unterschiede fest und erarbeiten typische Muster von Ess- und Trinkgewohnheiten ihrer Generation. Diese vergleichen sie mit den ermittelten Ess- und Trinkgewohnheiten der Generation ihrer Großeltern.

Danach beleuchten die Lernenden das Verhalten der Hauptperson in der Handlungssituation. Am Beispiel der Patientin beschäftigen sie sich mit den möglichen Einschränkungen und Verlusten alter Menschen mit einer Demenz, die nicht essen und trinken möchten. Die Lernenden überlegen, wie sie diese Personen beim Essen und Trinken angemessen begleiten können.

Nach der theoretischen Auseinandersetzung in der Schule sollten die Lernenden wenn möglich folgende Aufträge am Praxisort bearbeiten:

Beobachtungsaufträge:

- Wenn Sie in Ihrer Einrichtung die Gelegenheit dazu haben, dann reichen Sie unterschiedlichen Menschen mit einer Demenz das Essen an. Beobachten Sie, was Sie in den jeweiligen Situationen fühlen. Beantworten Sie darüber hinaus folgende Fragen:
- Haben Sie diese Aufgabe gern gemacht oder fühlten Sie sich dazu genötigt bzw. als „Lückenbüßer"?
- Waren Sie über den Pflegebedürftigen ausreichend informiert?
- Konnten Sie sich Zeit für die Mahlzeiten nehmen oder waren Sie gehetzt?
- Welche anderen positiven oder negativen Erfahrungen haben Sie gemacht?
- Notieren Sie Ihre Ergebnisse in Ihrem Lerntagebuch und sprechen Sie darüber mit Ihrer Praxisanleiterin.

Beobachtungs- und Erkundungsauftrag:

- Führen Sie für eine Bewohnerin (bzw. eine Patientin) mit einer Demenz eine biografische (Selbstpflege-)Anamnese des Essens und Trinkens durch, indem Sie sie gut beobachten und ggf. sie sowie Angehörige, Betreuerin oder Kolleginnen befragen.

Erkundungs- und Gestaltungsauftrag:

- Prüfen Sie in Ihrer Pflegeeinrichtung die strukturellen Gegebenheiten des Essens unter dem Blickwinkel der Bedürfnisse einer von Ihnen gewählten Bewohnerin (bzw. Patientin).
- Überlegen Sie gemeinsam mit Ihrer Praxisanleiterin, wie Sie in der Organisationsstruktur Ihrer Einrichtung die Situation des Essens für diese Person ohne großen Aufwand sinnvoll gestalten können.

— *Vgl. Walter 2008a, S. 49f.*

Lernaufgaben

Von Lernaufgaben gibt es kein einheitliches Verständnis. Es handelt sich dabei – wie bei Praxisaufträgen auch – um keinen festgeschriebenen Begriff, weshalb sich in der Ausbildungspraxis unterschiedliche Gestaltungen von Lernaufgaben wiederfinden. Ihr gemeinsames Ziel ist das →Lernen über das Reflektieren und dieses durch gezielte Fragen stabil in der betrieblichen Ausbildung zu verankern [→Kap. 8.3].

Ihr systematischer Aufbau ermöglicht, dass Lernende mit ihnen weitgehend selbstorganisiert und strukturiert im Arbeitsalltag lernen können. Ähnlich wie in Praxisaufträgen wird in Lernaufgaben das Handeln mit dem Reflektieren verknüpft.

Die Lernaufgaben nach Müller (2007), von denen eines auf den nächsten beiden Seiten wiedergegeben wird, stehen im Zusammenhang mit einem bekannten Curriculum (Oelke/Menke 2005), das viele Schulen für ihre Ausbildungsplanung nutzen. Die Lernaufgaben stellen in ihrer Gesamtheit ein praktisches Curriculum dar.

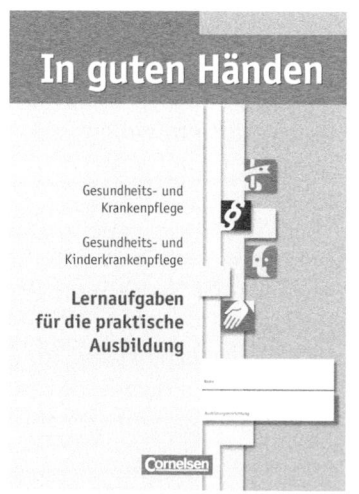

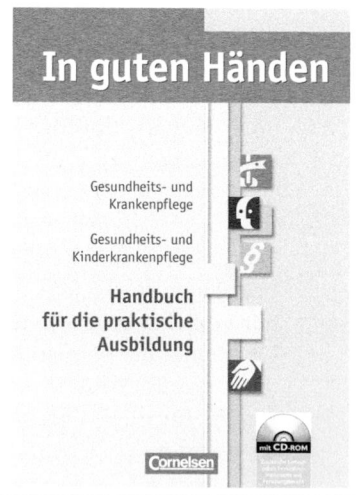

Müller, Klaus; Koeppe, Armin: Handbuch für die praktische Ausbildung. Cornelsen, Berlin 2008.
Müller, Klaus: Lernaufgaben für die praktische Ausbildung. Cornelsen, Berlin 2007.
Beide Titel erscheinen im Frühjahr 2012 gemeinsam auf einer CD-ROM (ISBN 978-3-06-4506930).

Beispiel für eine Lernaufgabe:
Essen reichen ist in der Pflege eine häufige, körpernahe Unterstützungsleistung. Je nach Lebensalter des zu pflegenden Menschen gilt es, unterschiedliche Aspekte besonders zu berücksichtigen. Essen reichen ist eine äußerst anspruchsvolle Pflegehandlung, die aufbauend auf den Bedürfnissen, Ressourcen und Signalen der zu pflegenden Person durchgeführt werden muss. Menschen, denen Nahrung gereicht werden muss, sind in höchstem Maße abhängig davon, dass Sie als Pflegeperson ihnen Nahrung reichen und wie Sie ihnen diese Nahrung reichen.

Ziele
Durch die Bearbeitung dieser Aufgabe können Sie lernen, welche Faktoren den Vorgang des Essenreichens beeinflussen und wie Sie mit diesen umgehen können. Sie trainieren, das Anreichen von Essen so weit wie möglich zu einem vom zu pflegenden Menschen gesteuerten Ablauf zu machen.

Annäherung
Bitte führen Sie sich einen Moment vor Augen, in dem Sie einen anderen Menschen bei der Durchführung einer Aktivität/Handlung unterstützt haben (z.B. Anschließen einer Deckenlampe, Zubereitung eines Kuchenteiges, Aufbau eines Möbelstücks/Zeltes, Fahrradreparatur usw.).
Um welche Situation handelte es sich?
Wie war Ihre Zusammenarbeit organisiert?
Wie wurde der Arbeitsprozess gesteuert? Wie haben Sie kommuniziert?
Was waren Ihre Aufgaben als Unterstützerin?

Durchführung
Bitte unterstützen Sie einen zu pflegenden Menschen bei der Nahrungsaufnahme, indem Sie diesem Essen reichen. Bemühen Sie sich darum, dass die Steuerung dieses Prozesses beim zu pflegenden Menschen liegt, Sie also soweit möglich nur auf verbale oder nonverbale Aufforderung handeln. Achten Sie darauf, dass nonverbale und verbale Kommunikation im Einklang sind.

Reflexion
Wie ist die Unterstützung verlaufen? Was war einfach, was schwierig? Wie ist es Ihnen gelungen, das „Kommando" in die Hände des zu pflegenden Menschen zu legen? Wie hat Ihnen der zu pflegende Mensch signalisiert, dass er jeweils bereit ist (weitere) Nahrung/Flüssigkeit zu sich zu nehmen?

Befragen Sie – wenn möglich – den zu pflegenden Menschen, wie er das Essenreichen erlebt hat. Was hätten Sie aus seiner Sicht anders machen können?

Wie hat sich für Sie die Unterstützung bei der Nahrungsaufnahme durch die Übertragung der Steuerung auf den zu pflegenden Menschen von bisher erlebten Situationen unterschieden?

Welche Möglichkeiten stehen Ihnen zur Verfügung, um den zu pflegenden Menschen aktiv dabei zu unterstützen, selbstständig zu essen? Welche Hilfsmittel können Sie einsetzen?

Wie werden Sie zukünftig beim Anreichen von Nahrung und Getränken vorgehen? Was wird Ihnen besonders wichtig sein? Worauf werden Sie besonders achten?

Bitte besprechen Sie alle Arbeitsschritte und Ergebnisse mit Ihrer Praxisanleiterin!

— *Müller 2007, Aufgabe 13 „Einem Menschen Essen reichen".*

Hinweis

Wenn Lernende regelmäßig mit Ausbildungsinstrumenten arbeiten und dabei von Ihnen als Praxisanleitende begleitet werden, dann verschaffen Sie sich über die Kompetenzentwicklung und das Können der Lernenden im Ausbildungsverlauf einen guten Überblick. Bei der formellen Beurteilung nach jeder Praxisphase oder bei Prüfungen erleichtern diese Ihnen, zu einer angemessenen Einschätzung und einer gerechten Note zu gelangen.

8.2.2 Methoden

Lerntagebuch

Lerntagebücher dienen der →Reflexion von Lernprozessen. Es gibt unterschiedliche Formen von Lerntagebüchern, die sowohl Instrument als auch Methode sein können. Wenn Schule und Praxiseinrichtung gut kooperieren, kann das Lerntagebuch zu einem gemeinsamen Instrument werden. Lernende halten ihren Lernprozess an den verschiedenen Lernorten fest und ermöglichen dadurch einen effektiven →Transfer zwischen Theorie und Praxis.

Wie es in der praktischen Ausbildung genutzt werden kann, wird ausführlicher im nachfolgenden Kapitel beschrieben [→Kap. 8.3].

Mindmap

Eine Mindmap kann Praxisanleitenden und Lernenden als Werkzeug dienen, Gedanken (engl.= *mind*) zu strukturieren und zu visualisieren und Zusammenhänge zu verdeutlichen [→Kap. 5]. Es handelt sich um eine Darstellung oder einen Arbeitsplan in Form eines Baumes oder Wurzelwerkes oder wie eine „Landkarte" (engl. = *map*).

Das „Produkt" Mindmap ist ein Bild. Die spezielle Gestalt erlaubt es dem Betrachter, ein Thema schnell zu überblicken. Durch die Verwendung von Bildern und Farben prägen sich einzelne Aspekte und die Gesamtstruktur gut ein.

Gleichzeitig kann man mit diesem Werkzeug in manchen Fällen komplexe Zusammenhänge besser verdeutlichen als mit einem geschriebenen Text, Protokoll o.Ä.

Lernende können, wenn sie diese Methode beherrschen, gut sammeln und dokumentieren, was sie zu einem Lerngegenstand schon wissen, noch wissen müssen oder was sie persönlich dabei beschäftigt. Sie können z.B. auch die Lebenssituation eines pflegebedürftigen Menschen mit einer Mindmap abbilden.

Eine Mindmap erstellt man so:

- Sie setzen das zentrale Thema, um das es geht, in die Mitte eines großen Blattes Papier.
- Davon in alle Richtungen ausgehend setzen Sie Zweige, die verschiedene Aspekte des Thema darstellen – es können Fakten, Erkenntnisse, Gedanken oder Gefühle sein. Diese Aspekte werden an die einzelnen Zweige geschrieben.
- Zu jedem Zweig kann es nun wiederum Unteraspekte geben, die das weitere „Geäst" bilden.
- Nutzen Sie Farben für die einzelnen Äste, um Zusammenhänge deutlich zu machen.
- Mit Bildsymbolen verstärken Sie den bildhaft-kreativen Eindruck für den Betrachter.
- Gehen Sie mit der Verästelung nicht zu weit: Drei Unterebenen im Geäst müssen reichen, sonst wird es unübersichtlich.

Hinweis

Überlegen Sie zu Anfang gut, ob Sie das richtige zentrale Thema für die Mitte gewählt und formuliert haben. Nehmen Sie z.B. ganz allgemein „Praktische Ausbildung", dann können Sie eine Mindmap zur Information über dieses Thema erstellen. Wählen Sie „Methoden in der praktischen Ausbildung", dann können Sie den Fokus auf deren Auswahl und den Nutzen in der Praxisanleitung richten. Bei einem zentralen Thema, wie z.B. „Ersten Kontakt vor einer Grundpflege anleiten", können Sie bereits spezielle Aspekte in der Mindmap weiter verfeinern.

Lernende kennen häufig Mindmaps aus dem Methodenlernen in der Schule. Dass sich dieses Werkzeug aber auch in der praktischen Ausbildung zum gemeinsamen Protokollieren und Planen anbietet, ist oft nicht im Blick.

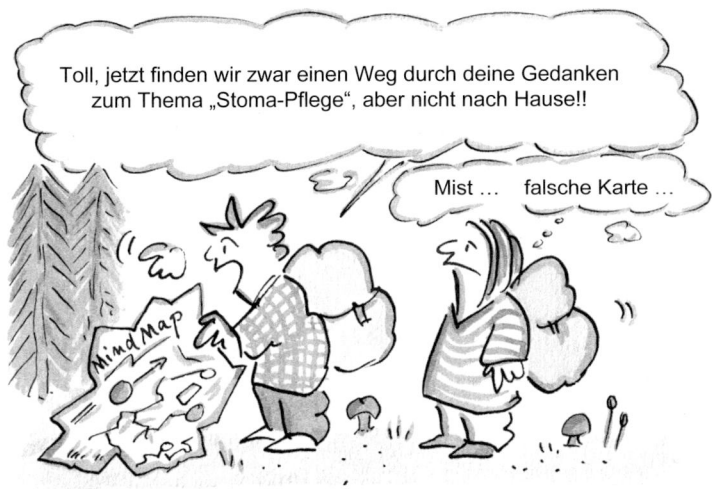

Methode des lauten Denkens

Diese Methode fordert Praxisanleitende auf, beim Lösen eines (besonderen) Problems laut zu denken. Das heißt, sie sprechen aus, was ihnen beim pflegerischen Handeln alles durch den Kopf geht. Dazu gehören Gedanken, Gefühle, Erfahrungen – was sie wahrnehmen und wie sie eine Pflegesituation einschätzen und deuten.

Das Verständnis von Lernenden wird erweitert, wenn sie erfahren, welche Hintergründe und Haltungen das Handeln von Praxisanleitenden motiviert. Sie bekommen Zugang zu pflegerisch begründeten Erfahrungen und sind aufgefordert, ihr Handeln sowie ihr pflegerisches Wissen gleichermaßen ins Gespräch zu bringen und zu begründen.

Folgende Ziele können den Einsatz dieser Methode leiten:

- Praxisanleitende decken persönliche Gedanken, Erkenntnisse und Deutungen auf eine Pflegesituation bezogen auf.
- Lernende erforschen, was Praxisanleitende zu konkreten Handlungsentscheidungen führt. Dabei wird ihr eigenes Bewusstsein für Probleme und deren Lösungen geschärft und vertieft.
- Lernende und Praxisanleitende reflektieren Handlungsmuster, -abläufe und subjektive Theorien kritisch.

Lautes Denken kann z.B. so aussehen:

Beispiel Sie ziehen ein Tablett aus dem Essenwagen und wollen es Ihrer Lernenden Eva in die Hand drücken, die Sie beim Austeilen des Mittagessens begleitet. Sie riechen das Essen und begutachten das Tablett. Sie denken laut:

„Riech mal … typischer Geruch von Essenwagen im Krankenhaus, nicht sehr appetitlich. Und wenn ich sehe, wie lieblos Serviette und Besteck auf das Tablett geworfen sind. Und das Essen wieder mal völlig zerkocht … nun, das soll Frau Wagner essen – nach Chemotherapie. Ich weiß jetzt schon, dass sie nicht will. Ihr ist immer noch übel. Was sollen wir tun … ?"

Sie ordnen Teller, Besteck und Serviette auf dem Tablett neu und überlegen zusammen mit Eva, wie sie Frau Wagner das Essen servieren kann und welchen Reaktionen der Patientin sie wie begegnen könnte.

Umgekehrt können Praxisanleitende auch Lernende zum lauten Denken auffordern. In Lernende verunsichernden Pflegesituationen (z.B. im klinischen Unterricht), in denen sie begleitet oder gar geprüft werden, kann man zuweilen beobachten, wie sie vor sich hin sprechen. Die Lernenden selbst bemerken es oft nicht, weil sie auf das, was sie tun, sehr konzentriert sind. Sie arbeiten sich laut sprechend durch Handlungsabfolgen durch. Lernende machen sich im Tun Schrittfolgen bewusst und sichern diese ab. Sie nutzen also unbemerkt eine Methode, die ihr Wissen im Tun verankert.

Hinweis

Wenn Sie sehen, dass Lernende beim Arbeiten laut denken, dann sollten Sie sie eher darin bestärken als sie davon abbringen. Es versteht sich aber von selbst, dass sie die Methode kaum in Gegenwart von Patienten, Bewohnern oder Klienten anwenden sollten.

Fragen statt Sagen

„Wer, wie, was, wieso, weshalb, warum, wer nicht fragt, lässt dumm."

Was meinen Sie, wie lernt man am besten? – Jetzt denken Sie nach und suchen nach einer Antwort. Sie erleben, was Fragen bewirken.

Fragen erzeugen Aufmerksamkeit und lenken unser Bewusstsein auf etwas, was vorher nicht wahrgenommen wurde. Weil Fragen beantwortet werden wollen, setzen sie das Denken von Personen in Bewegung. Eine Frage weist auf die Vorannahmen der Person hin, die sie stellt und wirkt auf das Denken dessen ein, der gefragt wird.

Stellen Praxisanleitende Lernenden Fragen, dann signalisieren sie ihr Interesse an ihnen und ihren Sichtweisen. Sie wollen wissen, was Lernende über bestimmte Probleme denken. Fragen öffnen Türen zum anderen – zu seiner Welt, wie er sie wahrnimmt. Wer Fragen stellt, hat die Gelegenheit, die Motive des anderen zu verstehen. Er kann ihn in seinem Handeln begleiten.

Lernende fühlen sich infolgedessen ernst genommen und wertgeschätzt. Fragen verhindern, dass nur eine Person redet. Sie fördern echten Austausch und eine gleichwertig erlebte Beziehung. Eine Person, der Fragen gestellt werden, muss sich nicht abgrenzen oder mit einer entgegengesetzten Position behaupten.

Fragen lösen Lernprozesse aus. Gewöhnliche Handlungen können durch eine gute Frage unterbrochen, neu ausgerichtet oder verändert werden. Fragen decken auch Wissenslücken auf und machen sichtbar, wo diese geschlossen werden müssen.

Es gibt unterschiedliche Formen von Fragen – offene und geschlossene Fragen.

Geschlossene Fragen oder relativ geschlossene Fragen helfen, mit scheuen oder wortkargen Menschen in Kontakt zu kommen oder nur Informationen zu sammeln. Sie werden entweder mit „Ja" oder „Nein" beantwortet oder die Antworten sind relativ eng gefasst. Zum Beispiel so:

- Habt ihr schon über das Thema Mobilisierung gesprochen?
- Wann habt ihr über das Thema Mobilisierung gesprochen?

Offene Fragen sind in der Regel sogenannte W-Fragen (Wer, Wie, Was, Wieso, Weshalb, Warum). Personen, die offene Fragen stellen, wollen die Deutungen eines anderen Menschen erfahren. Zum Beispiel so:

- Was hast du in den letzten Tagen über Mobilisicrung gelernt?

Offene Fragen fordern Lernende auf, innezuhalten und erst über die Antwort nachzudenken. Lernende müssen sich selbst klären, ihre innerlichen Prozesse befragen und entscheiden, ob ihre Antworten stimmig sind.

Fragen mobilisiert Lernende, selbstständig und aktiv nach Lösungen zu suchen. **Sagen** fordert von ihnen lediglich passives Zuhören. Beim Sagen können Lernende leicht mit ihren Gedanken abwandern und sie stellen u.U. keinen Bezug zu ihrer persönlichen Wirklichkeit her.

Fragen haben einen hohen didaktischen Wert. Deshalb sollten Sie auf Folgendes achten:

- Erklären Sie weniger, wie Dinge zusammenhängen oder funktionieren, führen Sie Lernende mehr durch Fragen zu Erkenntnissen.
- Stellen Sie Lernenden wiederholt Fragen dazu, wie sie etwas wahrnehmen, wo sie zwischen den Dingen Zusammenhänge erkennen oder wie sie ihr Handeln begründen würden.
- Hören Sie gezielt nach den inneren Bildern oder (Vor)-Annahmen, mit denen Lernende pflegerisch handeln.

Lernende könnten z.b. das Thema „Mobilisierung" nur durch Fragen geleitet folgendermaßen lernen:

- Welche Person möchten Sie bei dem Wechsel vom Bett an den Tisch unterstützen?
- Warum ist für die Person eine Mobilisierung sinnvoll?
- Welche Informationen braucht sie, damit sie mitarbeiten kann?
- Worauf wollen Sie besonders achten, wenn Sie sie anfassen?
- Welche Gefahren können auftreten?
- Wie beugen Sie diesen vor?
- Wie genau werden Sie vorgehen, um die Person dabei zu unterstützen, sich an die Bettkante zu setzen?
- Wie arbeiten Sie dann weiter?
- Was genau wollen Sie dadurch erreichen?

Als Sachbotschaften würden die Fragen so formuliert werden:

„Wenn Sie einem Patienten beim Umsetzen vom Bett an den Tisch helfen, vergessen Sie nicht, ihn zu informieren. Fassen sie ihn nicht unter die Achseln, wenn Sie ihn hochheben. Und achten Sie darauf, dass er Schuhe anhat und nicht wegrutscht. Wenn Sie ihn an die Bettkante setzen, rollen Sie ihn zuerst auf die Seite und benutzen Sie dann die Beine als Hebel ... usw."

— *Müller/Koeppe 2008, S. 32.*

Vermitteln Praxisanleitende pflegerisches Wissen nur über derartige Sachbotschaften, dann fördern sie die Passivität von Lernenden und ihr Wissen bleibt träge. Stellen sie demgegenüber Fragen, dann mobilisieren sie die geistige Beweglichkeit, das Nachdenken, die Suche nach Antworten bei Lernenden und damit aktives →Lernen.

Demonstration

In Pflegeschulen fällt der Begriff „Demonstration" oft im Zusammenhang mit dem praktischen Unterricht im Demonstrationsraum oder der →Lernwerkstatt. Hier eignen sich Lernende Wissen an, indem sie unter simulierten Bedingungen pflegerisches Handeln einüben.

„Demonstration" bedeutet ganz allgemein: Präsentation oder Darbietung von Wissen am Material, am Modell oder an der Abbildung. Lernende erwerben Wissen in der Anschauung eines bestimmten Aufbaus (z.b. eines Rollstuhls) oder Ablaufs (z.b. einer Fußwaschung im Bett) oder beim Handhaben eines Gerätes (z.b. eines Perfusors [→Kap. 8.1.2]). Das Vorzeigen und auch das Vorspielen gehören in den Bereich von anschaulichem Lehren und Lernen.

Anteile pflegerischer Einzelhandlungen wie z.b. Kontaktgestaltung oder Technik [→Kap. 8.1.2] müssen auf unterschiedlichen Wegen demonstriert und gelernt werden. Hier werden die 4-Stufen-Methode und das Rollentraining vorgestellt:

4-Stufen-Methode

Diese Methode stammt aus der allgemeinen Berufsbildung. Sie beschreibt eigentlich nur ein regelhaftes Vorgehen, das in simulierten oder realen Praxissituationen angewendet werden kann. In der praktischen Pflegeausbildung galt sie lange als *die* Ausbildungsmethode und wurde damit überschätzt.

Die 4-Stufen-Methode ist sinnvoll zur gezielten und systematischen Darbietung und Einübung pflegerischer Einzelhandlungen, die technisch korrekt erlernt werden müssen (z.B. Verband wechseln nach aseptischen Prinzipien).

Lernende verstehen bei diesem Vorgehen Arbeitsabläufe und erwerben manuelle Fertigkeiten, die einer Einzelhandlung zugrunde liegen. Außerdem entwickeln sie →Routine, um pflegerische *Techniken* eigenständig und sicher zu *können*. Erst wenn Lernende technisch sicher sind, sind sie frei für andere Lerngegenstände wie z.B. „Aufmerksam-Sein" [→Kap. 4.3.1].

Das Grundprinzip der 4-Stufen-Methode ist das Vor- und das Nachmachen. Es vollzieht sich in den folgenden vier Stufen:
3. Vorbereiten
4. Vormachen
5. Nachmachen
6. Auswerten und Üben

Vorbereiten:
- Als Praxisanleitende stimmen Sie sowohl die Lernende und ggf. Patient, Bewohner oder Klient auf die Anleitungssituation ein.
- Sie wecken das Interesse der Lernenden für die Einzelhandlung. Sie sprechen Schrittfolgen und technische Details ab. Dabei ermitteln und vertiefen Sie das pflegerische Wissen der Lernenden.
- Sie stellen das notwendige Material mit der Lernenden zusammen und bereiten mit ihr das Arbeitsfeld vor.
- Sie informieren den Patienten, Bewohner oder Klienten, wenn an ihm die pflegerische Einzelhandlung vollzogen wird.

Vormachen:
- Machen Sie zunächst die ganze Einzelhandlung vor. Erklären und begründen Sie Ihr Vorgehen. Zerlegen Sie dann vielschichtige Handlungsabläufe in ihre einzelnen Elemente. Markieren Sie Teilschritte und technische Einzelheiten, die besonders wichtig sind.
- Sie sagen und zeigen: was, wie und wozu etwas geschieht.
- Sie geben Hinweise und entwickeln Merksätze. Sie weisen die Lernende auf die Wirkung und besondere Gefahrenquellen einzelner Handlungsschritte hin.

Nachmachen:
- Die Lernende macht die von Ihnen demonstrierte Einzelhandlung nach und erklärt, was sie macht. Sie begründet ihr Tun und hebt wichtige Punkte hervor.
- Sie fragen: was, wie und wozu etwas geschieht.
- Sie helfen der Lernenden, wenn es notwendig ist bzw. wenn die Lernende Ihre Hilfe einfordert.
- Sie beobachten die Lernende beim Handeln und korrigieren ggf. Fehler oder weisen erneut auf wichtige Details hin.

Auswerten und Üben:
- Sie führen ein Auswertungsgespräch mit der Lernenden.
- Sie fassen gemeinsam mit ihr zusammen: was, wie und wozu etwas geschieht. Die Lernende notiert sich wichtige Details (Mindmap).
- Sie klären Unklarheiten oder weitere Fragen und zeigen noch einmal mögliche Konsequenzen auf.
- Die Lernende wiederholt die Einzelhandlung oder übt sie zu einem späteren Zeitpunkt in anderen Pflegesituationen, bis sie diese sicher und korrekt ausführen kann.
- Sie begleiten und kontrollieren die Lernende dabei.

Rollentraining

Die Teilnehmenden eines Praxisanleitungskurses erarbeiten sich meistens die unterschiedlichen Gesprächsarten (Erst-, Beurteilungs- oder Feedbackgespräch) im **Rollenspiel**. Sie versetzen sich in durch eine Spielanleitung vorgegebene, selbst erdachte oder selbst erlebte Rolle und spielen diese nach.

Auch wenn Praxisanleitende daraus wichtige persönliche Erfahrungen ziehen, beschreiben sie bei der Auswertung des Spiels ihr Verhalten häufig als gekünstelt: „Ich weiß, dass ich in Wirklichkeit anders reagieren würde."

Natürlich sind Rollenspiele Spiele, also simulierte Situationen. Doch bieten sie einen geschützten Rahmen des gezielten Übens von Anteilen pädagogischer bzw. pflegerischer Handlungen, bevor sie am Lernenden, am Patienten, Bewohner oder Klienten ankommen. Rollenspiele bieten die Möglichkeit, etwas auszuprobieren oder an sich selbst zu erfahren, bevor das „Spiel ernst wird". Fehler können gemacht werden, ohne dass sie gleich so schwer wiegen wie in der Realität.

Im Zusammenhang mit der praktischen Ausbildung passt eigentlich der Begriff **„Rollentraining"** besser. Denn wer trainiert, der bildet etwas aus, übt Strategien, spielt dabei Situationen durch und dies möglichst systematisch, um seinen Fähigkeiten den letzten Schliff zu geben und →Routine zu entwickeln.

Die Kontaktgestaltung zu Patienten, Bewohnern oder Klienten kann gut im Rollentraining geübt werden. Was sage ich z.B., wenn Angehörige auf die Station kommen, deren Tochter gerade gestorben ist? Oder wie nehme ich zu einer Person Kontakt auf, die den ganzen Tag unruhig durch den Wohnbereich läuft? Wie baue ich den professionellen Kontakt zu einer Person auf, die ich zu Hause waschen soll?

In allen drei genannten Beispielen wird deutlich, dass Pflegende professionell dazu aufgefordert sind, sehr unterschiedliche Rollen einzunehmen. Sicherlich lernen Lernende in dieser Hinsicht viel über positive Vorbilder. Ein der Situation angemessenes Rollenverhalten muss aber auch gezielt trainiert werden.

Das Rollentraining rückt als Lerngegenstand die sozialen Bestandteile pflegerischer Einzelhandlungen (Kontaktgestaltung, Aushandeln, Informieren) und die sozialen und personalen Fähigkeiten für komplexe pflegerische →Handlungssituationen in den Mittelpunkt des Lernens.

Schulstation

Die „Schulstation" wird unter diesem Begriff überwiegend in Gesundheits- und Krankenpflegeschulen initiiert, gehört aber auch dort nicht zum Regelangebot. Es ist eine Projektmethode, die in Teilen vergleichbar ist mit der Idee der Juniorfirma, wie sie in kaufmännischen Berufsausbildungen praktiziert wird. Lernende bilden sich beim Handeln (handlungsorientierter Unterricht).

Das Projekt wird von den durchführenden Schulen vorbereitet und verantwortet, es findet aber am Arbeitsplatz statt. Lernende übernehmen für einen Zeitraum von ein bis fünf Wochen selbstverantwortlich die Pflege eines Teils der Patienten auf einer Station und sie steuern alle damit zusammenhängenden Arbeitsprozesse.

Projektpartner sind die Station, die sich für das Projekt zur Verfügung gestellt hat, und die Leitung der ausbildenden Einrichtung (→Lernortkooperation). Mit ihnen muss vorher geklärt werden, wer vor dem Projekt und währenddessen in welcher Sache verantwortlich ist.

Es müssen die Rollen abgesprochen werden, die Lernende, Praxisanleitende und Lehrende der Schule auf der Station einnehmen und was in diesem Zusammenhang von ihnen erwartet wird.

Folgende Handlungskompetenzen werden mit der Schulstation gefördert:

- Lernende organisieren und steuern selbstständig und eigenverantwortlich alle Arbeitsprozesse einer Station. Sie planen, entscheiden, informieren und kommunizieren ihre Arbeit. Sie tun sie, kontrollieren und werten sie aus.
- Lernende kooperieren mit ihren Kolleginnen und Kollegen und gestalten als Team komplexe pflegerische Handlungs- und Problemsituationen.
- Lernende kooperieren mit allen anderen Berufsgruppen, die an der Patientenversorgung beteiligt sind.
- Lernende arbeiten und lernen verantwortungsvoll und motiviert.

Mit der Schulstation verbinden sich viele positive Erfahrungen:

- Patienten fühlen sich bei den Lernenden in der Regel gut aufgehoben. Sie nehmen sie in ihrer verantwortlichen Rolle sehr ernst.
- Lernende bedauern meistens, wenn die Schulstation schon zu Ende ist – auch bei mehrwöchig angelegten Projekten. Oft sind sie erst ein paar Tage vorher in ihrer komplexen Aufgabe angekommen und würden den damit verbundenen Gewinn an Verantwortung gern noch länger auskosten.
- Die Schulstation bietet gruppendynamische Lernanlässe, die sich Lernenden in der Schule so nicht bieten, weil sie dort nicht zusammen praktisch tätig sind. Lernende berichten, dass sie ihre Kurskolleginnen und Kollegen bei der intensiven Zusammenarbeit besser kennen und schätzen gelernt haben.
- Für das auf der Station ansässige Team bietet die „Schulstation" die Möglichkeit, seine Verantwortung zeitweise an die Lernenden abzutreten. Diesen Schritt erleben zunächst nicht alle als angenehm, müssen die Mitarbeitenden das Geschäft doch weiterhin überblicken. In diesem Spannungsfeld sind sie aufgefordert, ihre Rolle neu auszurichten.
- Praxisanleitende stehen Lernenden in diesen Wochen bei einzelnen oder komplexeren Pflegehandlungen mit Rat und Tat zur Seite und sichern damit Lernprozesse einzelner Lernender beim Arbeiten gezielt ab.

Die Schulstation eröffnet für einen begrenzten Zeitraum *im* Arbeitsfeld eine →Lernwerkstatt, an der das ganze Team beteiligt ist. Sie unterstützt, dass ein Team die praktische Ausbildung als verantwortliche Gesamtaufgabe wahrnimmt. Mit dieser Methode bereits vertraute Teams lassen sich gern auf weitere Durchläufe ein.

8.3 Lernende beim Reflektieren begleiten

Die Tätigkeit des Pflegens wird soziologisch zu den „personenbezogenen Dienstleistungen" gezählt. Das bedeutet, dass sich diese Arbeit auf
Personen bezieht, mit denen kommuniziert und kooperiert werden
muss.

Dabei wird die Qualität dieser Dienstleistung im Moment der Er-
bringung gesetzt. Ich kann sie also nicht noch einmal verbessern, bevor ich sie „abliefere", wie z.b. ein handwerkliches Produkt vor der
Auslieferung noch einmal überprüft und korrigiert werden kann.

Die Qualität der Pflegetätigkeiten ist demnach abhängig von
* der Fülle der Erfahrungen der Pflegenden mit dieser Tätigkeit
  (Möglichkeit der Verbesserung „von Mal zu Mal") und
* der Effektivität und Nachhaltigkeit der Verbesserung „von Mal
  zu Mal".

In der praktischen Pflegeausbildung gibt es (explizite) Lernsituationen
und einen Arbeitsalltag (implizites Lernen) [→Kap. 4.1], in dem Lernende Erfahrungen sammeln, Tätigkeiten üben und sich verbessern
können. Dieses Verbessern wird eher bewusst geschehen, wenn sich
bei Tätigkeiten eine Handlungsproblematik [→Kap. 4.3.4] stellt.

In dem Beispiel von Frau Weber [→Kap. 4.2] erkennt die Lernende
eine Handlungsproblematik, nämlich: Sie nimmt die Schmerzen der
Patientin nicht wahr. Anhand dieser Handlungsproblematik wird deutlich, welcher Verbesserungsbedarf (Lernbedarf) bei der in verschiedener Hinsicht unerfahrenen Lernenden besteht.

Um ihre Handlungskompetenzen zu erweitern und damit auch die Qualität der Pflegehandlung zu erhöhen, könnte die Lernende in diesem Beispiel als Lernstrategie die Situation reflektieren, „einen geschützten Lernort aufsuchen" [→Kap. 4.3.4]. Dies geschieht ansatzweise im geschilderten Interview. Frau Weber beginnt, angeregt durch die Fragen der Interviewerin, über die erlebte Situation nachzudenken. Sie zeigt „zunehmend eine große emotionale Betroffenheit darüber, dass sie die Schmerzäußerung der Patientin so wenig ernst genommen hat". Das heißt, die Fragen bewirken eine →Reflexion mit dem Ergebnis, dass sie die Komplexität des Geschehenen erkennt.

Dieser Prozess erfolgt Schritt für Schritt, beinahe sanft angestoßen durch die Interviewfragen (und quasi als „Nebenprodukt" des Interviews). Im Vergleich dazu ist die kurze Rückmeldung der Lehrerin eine sehr heftige Intervention, wenn sie sagt: „Sie hören nicht mehr hin, wenn Sie Stress haben. Das ist gefährlich, z.B. wenn Patienten Schmerzen haben."

Offenbar ist Frau Weber über diesen Satz erschrocken. Denn später sagt sie dazu, dass sie sich „diese Worte zu Herzen genommen" habe. Die Lehrerin hat sie also emotional erreicht. Bei Frau Weber entsteht dann ein tiefer gehendes, selbstständiges Erkennen und →Lernen im Rahmen des Interviews – ohne dass es sich hierbei um eine beabsichtigte Reflexion handelte.

Für Ihr Handeln als Praxisanleitende lässt sich also festhalten:
Wenn Sie Reflexion als Lernstrategie unterstützen und begleiten wollen, sollten Sie sich nicht in die Rolle des Beurteilenden begeben, sondern in die Rolle der einfühlend Fragenden – wie die Interviewerin bei Frau Weber.

8.3.1 Über das Verständnis von Reflexion

Es gibt Unterschiede im Verständnis von →Reflexion als Strategie des Lernens und Erkenntnisgewinns. Bei Wikipedia ist Reflexion z.b. für den pädagogischen Kontext definiert als „das Nachdenken über eine vergangene pädagogische Situation". In diesem Sinn dient es der Erweiterung vor allem personaler und sozialer Kompetenzen.

Auch in diesem Buch wird Reflexion mit unterschiedlicher Bedeutung und Vorgehensweise beschrieben. Als Bestandteil von Lernaufgaben [→Kap. 8.2] spielt die Reflexion der erlebten Situation in verschiedenen Phasen („Annäherung" und „Reflexion") eine wichtige Rolle. Lernende werden durch sehr konkrete Fragen dazu aufgefordert, ihr Vorgehen selbst zu beurteilen und über Verbesserungsmöglichkeiten nachzudenken.

So verstanden dient Reflexion der direkten pragmatischen Verbesserung pflegerischer Tätigkeiten. Durch Reflexion sollen in diesem Fall auch Fach- und Methodenkompetenzen erweitert werden. Durch gezielte Fragen soll Wissen stabil in der betrieblichen →Ausbildung und damit im Pflegehandeln verankert werden.

Im Beispiel von Frau Weber [→Kap. 4.2] wird deutlich, dass die Reflexion über gemeinsam erlebte Situationen von großer Bedeutung ist. Frau Weber stellt fest, dass sie Lernbedarfe hat, die über die Ausbildung hinaus persönliche Veränderungsprozesse erfordern.

Hier zeigt sich ein Verständnis von Reflexion, das eine Lernatmosphäre zur Voraussetzung hat, die auf einer bewussten Gestaltung der pädagogischen Beziehung zwischen Lehrenden und Lernenden beruht.

Man kann das Beispiel Frau Webers aber auch aus dem Blickwinkel eines eher **beratenden Verständnisses von Reflexion** betrachten. Zur Erweiterung personaler und sozialer Kompetenzen ist diese Form der →Reflexion so wichtig, weil es sich dabei oft um persönliche Eigenschaften handelt, die nicht einfach korrigiert werden können. Bei Fach- und Methodenkompetenzen verhält es sich anders, das Beherrschen pflegerischen Handlings u.Ä. kann und muss verbessert werden, indem es im Lernprozess immer wieder korrigiert wird. Hier muss es auch beurteilende Rückmeldungen geben [→Kap. 9], die das Tun der Lernenden betreffen. Es stehen dann jedoch in der Regel keine persönlichen Eigenschaften zur Debatte. Frau Weber stößt aber bei der Reflexion des Geschehenen auf Verhaltensweisen, die mit ihrer Person verflochten sind:

„Also es ist – finde ich – sehr schwer, seine eigenen Bedürfnissen und was man gelernt hat wirklich durchzusetzen – das muss ich halt noch machen."

Sie muss feststellen, dass sie nicht zu ihrer eigentlich vorhandenen Position gestanden hat, nicht den Mut hatte, sich damit durchzusetzen. Das „merkt" sie im Nachhinein, in der Pflegesituation war es ihr nicht bewusst. Möglicherweise ist ihr diese Eigenschaft bei sich bekannt. Natürlich kann nun ganz pragmatisch überlegt werden, wie sie durch Übung mutiger wird. Eine tiefer gehende Beschäftigung mit diesem Persönlichkeitsmerkmal ist aber nicht Aufgabe von Praxisanleitenden, es erfordert weitergehende beraterische bzw. therapeutische Kompetenzen.

Reflexion im beraterischen Verständnis ist in einer vereinfachten Form in Situationen, wie sie z.B. Frau Weber erlebt hat, durchaus ein lohnender Ansatz für Praxisanleitende. Im nächsten Abschnitt soll diesem Verständnis folgend beschrieben werden, wie Praxisanleitende bei der Unterstützung von Reflexionsprozessen vorgehen können, ohne dabei zu sehr in die Tiefe zu gehen.

8.3.2 Elemente von Reflexion

Reflexion ist kein Instrument und auch keine Methode. Reflexion kann als Strategie bezeichnet werden, mit der Lernende ihren Lernprozess und die alltäglichen Erfahrungen vertiefen und ihre Haltung, d.h. ihre personalen und sozialen Kompetenzen, nachhaltig verbessern können. Reflektieren sollte immer gezielt geschehen. Das allgemeine Ziel sollte sein, eine Situation zu verstehen und zu begreifen, wie und warum die beteiligten Personen sie so bewirkt und gestaltet haben. Daraus soll schließlich verändertes Verhalten resultieren.

Im Fall der Lernenden Frau Weber [→Kap. 4.2] geschieht die Reflexion im Rahmen eines Interviews. Frau Weber gelangt in einen Reflexionsprozess, weil sie im Interview das Geschehen aus der Distanz betrachten kann. Das wird begünstigt durch die Tatsache, dass die Interviewerin eine Außenstehende ist, die Frau Webers Lernprozess weder anleitet noch beurteilt.

Reflektieren begleiten heißt: Zuhören

Ein wichtiges Element beim Reflektieren ist es, eine Form der Begegnung (→Setting) einzurichten, in der Nachdenken ohne Belehrung und Bewertung stattfinden kann. Es geht dabei um eine spezielle Art von →Lernen (reflektieren eben), in der die Beteiligten etwas andere Rollen einnehmen als üblicherweise im Anleitungsprozess.

Als Praxisanleitende müssen Sie also „umschalten" können auf das Reflektieren. Denn in anderen Momenten der praktischen →Ausbildung müssen Sie sehr wohl beurteilen und manchmal auch belehren.

Bemühen Sie sich, beim Reflektieren sehr genau zuzuhören. Wenn es sinnvoll ist, stellen Sie weiterführende Fragen und hören Sie dann wieder zu. Kommentieren und korrigieren Sie nicht.

Reflektieren begleiten heißt: Verstehen wollen

Ein weiteres Element ist die innere Fragehaltung von Praxisanleitenden, mit der die Reflexion unterstützt und gefördert wird. Im Beispiel von Frau Weber will die Interviewerin eigentlich nur Informationen bekommen für ihr Forschungsanliegen. Dies reichte aber schon aus, die Lernende zum Reflektieren anzuregen. Ausschlaggebend ist vermutlich das Wissenwollen, die Neugier der Fragenden ohne eine vorgefasste Meinung darüber, was in der Situation geschieht.

Fragen, mit denen Sie einen Reflexionsprozess einleiten können, sind z.B.:

- „Was haben Sie eben in der Situation erlebt?"
- „Wie haben Sie die Situation wahrgenommen?"

Wenn Sie beim Reflektieren begleiten, sollten Sie so vorgehen wie ein guter Kriminalkommissar es tut: keine voreiligen Theorien über das, was geschehen ist, sondern erst einmal viel fragen. Und ergebnisoffen fragen, sodass die Lernenden nicht in eine Verteidigungshaltung kommen oder schon überlegen, was sie „falsch" gemacht haben könnten. Die Lernenden sollen eigenständig erkennen. Es ist *ihr* Lernprozess. Sie lernen nur durch Reflexion, wenn sie sich selbst erschließen und verstehen können, warum sich die Situation so und nicht anders abgespielt hat und was ihr Anteil dabei war.

Halten Sie Ihre eigenen Meinungen und Analysen über das Geschehene zurück. Sagen Sie stattdessen z.B.: „Beschreiben Sie das noch einmal genauer, das habe ich noch nicht verstanden." Oder: „Was hat Sie denn daran gehindert, so zu handeln, wie Sie es für richtig halten?" So wird deutlich, dass Ihnen das Ergründen und Verstehen ein Anliegen ist.

Reflektieren begleiten heißt: Sich einfühlen

Als drittes wichtiges Element soll hier das Einfühlen (Empathie) genannt werden. Hierfür bringt uns das Beispiel Frau Webers nicht weiter. Wenngleich die Interviewerin sicher einfühlsam mit Frau Webers Emotionen umgegangen ist, tat sie dies aber nicht mit der Absicht, Reflexion im hier beschriebenen Sinn zu begleiten und zu unterstützen, obwohl dies schließlich stattfindet.

Einfühlung ermöglicht es Praxisanleitenden zu ermessen, welche Reaktionen ihre „neugierigen" Fragen hervorrufen. Sie ermöglicht, Lernende dabei zu begleiten, das Erlebte zu verstehen. Indem man einfühlend miterlebt, was Lernende erkennen, kann man im richtigen Moment weiterführende Fragen stellen.

Frau Weber ist auf die erste Frage („Was haben Sie gelernt?") noch nicht in der Lage, die Situation an sich heranzulassen [→Kap. 4.2]. Sie wehrt tieferes Erkennen ab:

> „Sie sagt immer: ich habe Schmerzen … Man muss herausfiltern, was meint die Patientin ernst und was nicht."

Frau Weber nimmt also nicht jede Schmerzäußerung ernst, sondern behält sich vor, zu entscheiden, wann eine Patientin ernstzunehmende Schmerzen hat und wann nicht. Sie wehrt ab, dass die Patientin trotz erfolgter Maßnahmen noch Schmerzen hat. Sie schiebt die Erkenntnis weg, dass sie selbst gegenüber den Schmerzen der Patientin hilflos ist und bagatellisiert infolgedessen deren Schmerzen. Empathie kann in diesem Moment Praxisanleitende befähigen, die Abwehr bei Lernenden zu erkennen.

Nehmen wir einmal an, Sie wären die Praxisanleitende von Frau Weber. Es wäre an dieser Stelle sinnvoll, wie die Interviewerin zu fragen: „Was wissen Sie aus dem Unterricht über das Thema Schmerzen?" Diese Frage könnte man als Intervention bezeichnen, sie lässt Frau Weber die Diskrepanz zwischen (theoretischem) Wissen und Handeln erkennen. Sie beginnt zu überlegen, warum sie nicht nach diesem Wissen gehandelt hat.

Einfühlend können Sie an dieser Stelle spüren, dass es Frau Weber vermutlich schwerfällt, sich einzugestehen, dass sie etwas falsch gemacht hat. Dabei können Gefühle auftauchen wie z.b. Scham, Verlegenheit, Bedauern oder Schuld. Sie sollten diese Gefühle wahrnehmen, aber nicht kommentieren.

Man kann sehen, dass Frau Weber – obwohl „nur" interviewt – selbst auf die nächsten wichtigen Schritte kommt: „Ich finde es schwer, seine eigenen Bedürfnisse und was man gelernt hat wirklich durchzusetzen – das muss ich halt noch machen."

Daran anschließend könnten Sie fragen: „Wie möchten Sie vorgehen, um hiermit weiterzukommen?" oder „Welche Unterstützung wünschen Sie sich, um hiermit weiterzukommen?"

Ob Sie sich erfolgreich einfühlen, erkennen Sie daran, dass es Ihnen so vorkommt, als würden Sie „Schulter an Schulter" mit Lernenden dasselbe Geschehen betrachten und spüren, wie diese darauf reagieren. Weiterführende Fragen sind dann solche, die die Lernenden sich an dieser Stelle selbst stellen könnten.

Reflexion in diesem Sinne ist eine gute Lernstrategie, um die personalen und sozialen Kompetenzen in den Blick zu nehmen. Frau Weber kann erkennen, was sie daran gehindert hat, ihr eigentlich vorhandenes Wissen über Schmerzpatienten anzuwenden, nämlich sich den Schmerzäußerungen zu stellen und sich gemeinsam mit der Patientin mit dem Schmerz auseinanderzusetzen.

Die eher erschreckende Beurteilung der Lehrerin („Das ist gefährlich …") kann andere Reaktion auslösen, z.B. Verteidigung (Verweis auf verabreichte Schmerzmittel und die Häufigkeit der Klagen der Patientin) oder reumütiges Erkennen („Was habe ich getan, wie konnte ich nur …": emotional „erreicht sein"). Diese Reaktionen können im Verhältnis Lehrende–Lernende eine wichtige Intervention sein, z.B. um grundsätzliche Fragen des Lernverhaltens zu besprechen. Ziel und →Setting würden sich aber vom Konzept beratender Reflexion eher unterscheiden.

8.3.3 Das Lerntagebuch als Reflexionsinstrument

Ein Lerntagebuch kann [→Kap. 8.2.2] dem Praxis-Theorie-Transfer dienen. In diesem Sinn wäre das Ziel des Schreibens zunächst die Dokumentation von Erlerntem und Erlebtem und von Gedanken während des Arbeitens und Lernens.

Natürlich kann das Aufschreiben ein Nachdenken über Geschehenes und Getanes bewirken. Dies kann besonders sinnvoll sein, wenn Lernende in erlebten Situationen eine Handlungsproblematik [→Kap. 4.3.4] spüren oder darauf hingewiesen werden. Indem man Abläufe schriftlich festhält, zwingt man seine Gedanken langsam und Schritt für Schritt, das Geschehene in die richtige Reihenfolge zu bringen. Manche Lernende können dabei schon – allein – zu wichtigen Erkenntnissen kommen. In der Situation, die Frau Weber erlebt hat [→Kap. 4.2], wäre sie aber vermutlich „nur schreibend", also ohne das Gegenüber der Interviewerin, nicht über den ersten Widerstand hinaus gekommen. Ein Tagebuch kann Lernwiderstände nicht einfühlend aufgreifen.

Das Führen eines Lerntagebuches kann aber sehr wohl Reflexionsprozesse anbahnen. Hierzu ist es erforderlich, das Tagebuch zu einem „inneren Gegenüber" zu machen, z.B. durch eine Auswahl oder Struktur von Fragen.

Dabei ist es sinnvoll, die Lernende zunächst den Ablauf der Situation schildern zu lassen, objektiv, aber in Ich-Form. Davon getrennt sollte die Lernende beschreiben, welche Gefühle sie im Verlauf der Situation erlebt hat.

Frau Weber hätte dazu möglicherweise Gefühle wie Stress (Anwesenheit der Lehrerin, unerwartetes Verhalten der Schmerzpatientin ...), Ungeduld („Ich weiß doch, dass sie Schmerzen hat, warum muss sie es immer wieder sagen ..."), Angst davor, gegen die ungeschriebenen Gesetze des Stationsteams zu verstoßen.

Danach kann die Lernende ihr theoretisches Wissen zur →Handlungssituation aufschreiben und daraus abgeleitet notieren, wie sie professionell hätte handeln sollen. Schließlich kann sie resümieren, was sie daran gehindert hat, so zu handeln und sich so zu verhalten.

Beispiele für Fragen zum Führen des Lerntagebuches:
- Eine Situation während Ihres pflegerischen Handelns geht Ihnen noch nach. Was ist geschehen? Beschreiben Sie, was Sie erlebt haben in der Ich-Form!
- Welche Gefühle haben Sie im Verlauf der Situation erlebt?
- Notieren Sie, was Sie theoretisch über das pflegerische Handeln in dieser Situation wissen.
- Was, meinen Sie, hat Sie daran gehindert, in der Situation gemäß Ihrem theoretischen Wissen zu handeln und sich zu verhalten?

Anhand dieser Aufzeichnungen können Sie im Reflexionsgespräch mit der Lernenden weiter darüber nachdenken, was die nächsten Schritte sind. Sollte Ihnen in den Überlegungen der Lernenden etwas nicht plausibel erscheinen (Lernwiderstände), dann sollten Sie an dieser Stelle vorsichtig nachfragen.

Lernende müssen den Praxisanleitenden ihre Aufzeichnungen nicht aushändigen. Sie können sie im Gespräch als Erinnerungsstütze nutzen. Im Sinne eines selbstständigen Lernens steuern sie selbst, was sie im Gespräch veröffentlichen wollen. So bleibt auch der Charakter des „Tagebuches" gewahrt, das man ja eigentlich niemandem aushändigt.

9 Pflegerisches Handeln beurteilen und bewerten

So wie eine Gruppe von Musikern oder Schauspielern ihr künstlerisches Schaffen auf ein Konzert oder eine Theaterpremiere ausrichtet, arbeiten Praxisanleitende mit ihren Lernenden auf das staatliche Examen hin. Dabei sind Praxisanleitende ständig angehalten, sorgfältig und verantwortlich große und kleine Urteile zu bilden. Das geschieht in etlichen Etappen oder Stationen bis hin zum Examen.

Praktisches Examen
- Pflegerisches Können
- Note

Abschluss der Ausbildungsjahre
- Pro Ausbildungsjahr eine praktische Note (AltPfl),
- Ein Zwischenzeugnis ca. Mitte der Ausbildung (KrPfl)

Abschluss einer Praxisphase
- Abschluss mit einer schriftlichen Beurteilung
- meistens auch mit einer Note

Pflegerisches Handeln in einzelnen Lern- und Anleitungssituationen beurteilen
Korrigierende und fördernde Kritikgespräche (Feedback)

Situationen der Beurteilung und Bewertung in der praktischen Pflegeausbildung

„**Beurteilen**" meint, dass Praxisanleitende das pflegerische Können und die Entwicklung Lernender gezielt beobachten, deuten und einschätzen.

Praxisanleitende gewinnen beim Beurteilen Erkenntnisse und bilden sich eine Meinung. Sie setzen sich mit Lernenden und ihren Lernprozessen auseinander. Sie machen sich ein Bild von den pflegerischen Handlungskompetenzen (→berufliche Handlungskompetenz) Lernender, bestätigen oder korrigieren sie. Praxisanleitende belegen und benennen Fort- und Rückschritte des Lernens. Parallel dazu sind sie aufgefordert, Lernende zu motivieren, pflegerisches Können zu entfalten. Sie sind angehalten, →Lernziele zu setzen, →Lernen anzubahnen und zu fördern.

„**Bewerten**" und „Beurteilen" werden als Begriffe in der Regel identisch verwendet. Dagegen soll hier „Bewerten" im Sinne von „Benoten" verstanden werden. →Noten verleihen einer Leistung einen bestimmten Wert und ein Gewicht. Sie unterbrechen einen Lern- und Beurteilungsprozess, schließen ihn ab und führen ihn zu etwas Neuem. Eine Note kann z.B. das wortreiche Ergebnis eines Beurteilungsbogens unterstützen. Sie fasst also einerseits einen Lern*prozess* über einen bestimmten *Zeitraum* zusammen. Andererseits belegt sie das pflegerische Können, das eine Lernende zu einem bestimmten *Zeitpunkt* präsentiert, mit einer Zahl (z.B. Zwischenprüfung, Examen).

Beim Beurteilen und Bewerten wird pflegerisches Handeln ins Verhältnis zu etwas gesetzt. Das kann Folgendes sein:

* pflegerisches Wissen, d.h. Wissen aus den Pflegewissenschaften, aus anderen Wissensgebieten oder Handlungswissen, das vorgibt, was qualitätsvolles Gestalten von Pflege ist – (Wie richtet ein Lernender sein Handeln am pflegerischen Wissen aus?)
* Lehr- oder Ausbildungspläne – (Welche pflegerischen Kompetenzen sollten Lernende in welchem Ausbildungsjahr erworben haben?)
* die individuelle Entwicklung einer Lernenden – (Wie handelt eine Lernende im zweiten Ausbildungsjahr und was konnte sie im Verhältnis dazu im ersten Ausbildungsjahr? Wie hat sie sich in diesem Zeitraum entwickelt?)
* das pflegerische Können einer anderen Lernenden oder einer Lerngruppe – (Was kann eine Lernende im Verhältnis zu anderen Lernenden?)

Zum Beispiel kann eine Lernende im Laufe einer Ausbildungsphase eine für sie positive Entwicklung nehmen, aber ihre pflegerischen Kompetenzen entsprechen trotzdem nicht dem zu diesem Zeitpunkt geforderten Ausbildungsstand.

Die unterschiedlichen Maßstäbe, an denen pflegerisches Handeln gemessen wird, können miteinander in Konflikt geraten. Diesen konstruktiv auszugleichen, ist eine verantwortungsvolle Aufgabe für Praxisanleitende.

Das Spannungsverhältnis bewegt sich demzufolge zwischen einer fördernden und wohlwollenden Haltung gegenüber Lernenden und ihrem Entwicklungspotenzial und dem Anspruch, ein bestimmtes pflegerisches Handeln geltend zu machen und nicht aufzuweichen.

Im Rahmen der Aufgabe der Praxisanleitenden, Lernende zu beurteilen und zu bewerten, lassen sich demzufolge **drei Ziele** benennen:

- Sie unterstützen die Persönlichkeitsentwicklung Lernender [→Kap. 9.1].
- Sie beobachten, beurteilen und bewerten die pflegerischen Kompetenzen Lernender [→Kap. 9.2].
- Sie überprüfen das Ergebnis ihrer Ausbildungsbemühungen an Lernenden und ziehen daraus Konsequenzen für ihr eigenes Anleitungshandeln [→Kap. 9.3].

Diese Ziele treten im Ausbildungsverlauf mal mehr und mal weniger in Erscheinung und verlangen von Praxisanleitenden jeweils unterschiedliche Kompetenzen und Rollen.

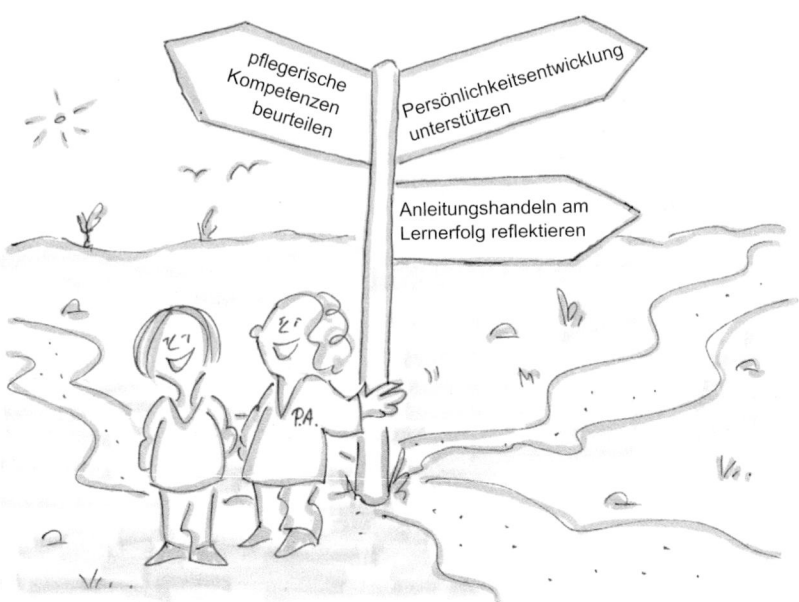

9.1 Persönlichkeitsentwicklung Lernender unterstützen

Praxisanleitende haben den pädagogischen Auftrag, die Persönlichkeitsentwicklung Lernender zu unterstützen. Sie sind gewissermaßen aufgefordert so etwas wie eine „Gärtnerin" oder ein „Entwicklungshelfer" zu sein, die eine wachstumsförderliche Lernatmosphäre schaffen.

In einem solchen Lernklima kann sich die Persönlichkeit Lernender entfalten und aufblühen. Lernende müssen dann nicht nur geschickt ihre Stärken präsentieren, sondern dürfen sich auch mit ihren Schwächen zeigen und daran arbeiten, diese zu beruflichen Kompetenzen auf- und weiter auszubauen [→Kap. 4 und Kap. 8.3].

Im vorigen Kapitel [→Kap. 8.3] wurde am Beispiel der „Reflexion" ein Vorgehen aufgezeigt, wie über selbstkritische →Reflexion die Entwicklung pflegerischer Kompetenzen (besonders die personalen und sozialen) bei Lernenden angeregt und begleitet werden können. Dabei wurden „Reflexion" und „Beurteilung" als zwei notwendige Anteile praktischen Ausbildens voneinander abgegrenzt.

Reflexive Lernbegleitung erfordert von Praxisanleitenden ein ergebnisoffenes Vorgehen. Hierbei werden Lernende dazu anregt, sich zu öffnen. Es geht darum, dass sie sich selbst besser verstehen lernen und eine Idee davon entwickeln, *wie* und *warum* sie in welchen Situationen handeln. Lernende sollen ermutigt werden, dass sie durch Prozesse der Auseinandersetzung mit ihrem Handeln interessante Entdeckungen bei sich selbst machen können. Sie lernen sich im Verhältnis zu anderen Menschen besser kennen und (ein-)schätzen.

Beim Beurteilen und Bewerten sind Praxisanleitende stets gefordert, den Unterschied zwischen dem Richtigen und dem Falschen oder zwischen dem Besseren oder Schlechteren zu erkennen und zu benennen. Dazu gehört auch, Lernenden zuzugestehen, dass sie manches (noch) nicht können. Denn wenn sie es schon könnten, bräuchten sie es nicht zu lernen.

Zum →Lernen gehört es Fehler zu machen und machen zu dürfen, Fehler zu erkennen und sich zu ihnen zu stellen. Das Beurteilen und Bewerten arbeitet in der Regel mit dem „noch nicht", also mit den Grenzen von Personen. Für einige Lernende mag allein schon dieses Eingeständnis, etwas noch nicht zu können, ein Lernerfolg sein.

Die Persönlichkeitsentwicklung Lernender im Zusammenhang mit dem Beurteilen und Bewerten ihrer pflegerischen Kompetenzen heißt für Praxisanleitende, Lernende darin zu unterstützen, am Eingeständnis der eigenen Grenzen zu wachsen – aus einer blauen kann keine rote Blume werden. Es geht darum, Lernenden dabei zu helfen, ihre individuellen Stärken zu entdecken und diese weiterzuentwickeln. Es geht auch darum, Lernende zu ermutigen, die Grenzen des eigenen Handelns anzuerkennen, ohne sich deshalb als *Person* zu entwerten.

Wenn Praxisanleitende die Persönlichkeitsentwicklung Lernender im eben dargestellten Sinne unterstützen wollen, dann sollten sie eine wachstumsförderliche Atmosphäre des Beurteilens und Bewertens aktiv gestalten. Dazu gehören:

- Begegnen Sie Lernenden möglichst unvoreingenommen mit Wertschätzung und Vertrauen.
- Nehmen Sie Lernende wie sie sind, denn andere gibt es nicht.
- Bauen Sie zu Lernenden eine stabile Beziehung auf, unabhängig davon, ob sie Ihnen sympathisch oder unsympathisch sind. Konzentrieren Sie sich auf ihre Ressourcen.
- Gehen Sie mit Lernwiderständen respektvoll, aber nicht schonend um. Begegnen Sie widerständigen Personen mit einer liebevollen Aufmerksamkeit.
- Unterstützen Sie Lernende, wenn sie Hilfe brauchen. Aber lassen Sie sie auch los und trauen Sie ihnen etwas zu. Geben Sie ihnen Rückhalt.

9.2 Pflegerische Kompetenzen beurteilen und bewerten

Die beiden Ausbildungs- und Prüfungsverordnungen der Alten- sowie der Gesundheits- und (Kinder-)Krankenpflegeausbildung unterscheiden sich in ihren Vorgaben zur „Leistungsbewertung".

9.2.1 Grundlagen der Beurteilung in der Altenpflegeausbildung

In der AltPflAPrV bilden die §§ 3 (1) und 9 (2) eine bundeseinheitliche Grundlage für die praktische Altenpflegeausbildung. Von dieser ausgehend haben einzelne Bundesländer und ihre Behörden weitere z.T. detaillierte Vorgaben ausgearbeitet. In NRW ist das z.B. ein landesweit angewendetes Beurteilungsinstrument, das auf Kompetenzen ausgerichtet ist.

Praktisches Examen

In der AltPflAPrV ist verankert, dass die Examensnote nur zu 75 Prozent die direkte Leistung abbildet, die Lernende im praktischen Examen präsentiert haben. Die restlichen 25 Prozent setzen sich aus den Vornoten zusammen (§ 9 „Vornoten"). Es sind die →Noten, die Lernende für ihre Leistungen im ersten, zweiten und dritten Ausbildungsjahr erworben haben (§ 3 „Jahreszeugnisse, Teilnahmebescheinigungen"). An einem Rechenbeispiel soll erläutert werden, was das konkret heißt:

Praktisches Examen	
gut	2,0 x 75 % = 150
Vornoten der drei Ausbildungsjahre	2,0 + 4,0 + 2,0 = 8,0
gut, ausreichend, gut	8,0 : 3 = 2,66 (Durchschnittsnote der 3 Jahre)
	2,66 x 25 % x 100 = 66,6
Endnote	150 + 66,6 = 216,6
gut	216,6 : 100 = 2,16

Im Examen ist eine Zweit- bzw. Drittprüferin vorgeschrieben. Sie kann auch eine Praxisanleiterin sein, sofern diese vom Prüfungsausschuss dazu berufen ist (AltPflAPrV § 12/KrPflAPrV § 4).

Das praktische Examen ist bestanden, wenn die Prüfungsnote mindestens „ausreichend" ist.

Abschluss der Ausbildungsjahre

Jedes der drei Ausbildungsjahre schließt mit einer →Note ab. Die Note für ein Ausbildungsjahr ist der Durchschnitt der Noten, die Lernende für jede einzelne Praxisphase eines Ausbildungsjahres erworben haben. Es sind, je nach Anzahl der Praxisphasen in einem Ausbildungsjahr, etwa zwischen drei bis fünf Noten.

Abschluss einer Praxisphase

Wie die Abschlussnote einer Praxisphase entsteht, ist davon abhängig, wie die Beurteilungsbögen aufgebaut sind, mit denen die ausbildenden Einrichtungen arbeiten. Den Bögen gemeinsam ist, dass alle einzuschätzenden Kategorien mit Punktwerten belegt sind. Die Summe aller Punkte, die Praxisanleitende pro Kategorie vergeben, ergibt eine bestimmte Gesamtpunktzahl. Diese Gesamtpunktzahl lässt sich mithilfe einer behördlichen Skala in eine Gesamtnote umwandeln – die Endnote der Praxisphase.

9.2.2 Grundlagen der Beurteilung in der Gesundheits- und (Kinder-)Krankenpflegeausbildung

Die KrPflAPrV formuliert nur etwas zur „Benotung" (§ 7) und zu den Bedingungen rund um die praktische Prüfung (§ 4 „Prüfungsausschuss", § 5 „Zulassung zur Prüfung", § 8 „Bestehen und Wiederholung der Prüfung", §§ 15 und 18 „Praktischer Teil der Prüfung"). Alles Weitere überlässt sie den ausbildenden Schulen und Hochschule (Modellausbildungen). Sie setzen für die gesamte →Ausbildung den Rahmen im Beurteilungs- und Benotungsprozess weitgehend selbst.

Daraus können hier nur ein paar Elemente beispielhaft vorgestellt werden, die an Gesundheits- und (Kinder-)Krankenpflegeschulen anzutreffen sind.

Beurteilungen werden wie in der Altenpflegeausbildung nach jeder Praxisphase von Praxisanleitenden geschrieben und an die Schule weitergeleitet. Sie sind nicht zwingend benotet und dienen den Schulen zur allgemeinen Orientierung. Lehrende entnehmen den Beurteilungsbögen die Entwicklungs- und Leistungstendenz eines Lernenden im Verlauf der praktischen →Ausbildung.

Die Gesundheits- und (Kinder-)Krankenpflegeschulen sind, anders als die Altenpflegeschulen, gesetzlich nicht verpflichtet, (praktische) Vornoten zu ermitteln, die mit in das Examen einfließen. Andererseits müssen sie bei dem Antrag der Zulassung auf die Examensprüfung „die regelmäßige und *erfolgreiche* Teilnahme" Lernender an den Ausbildungsveranstaltungen nachweisen (KrPflAPrV § 1 [4]). Um dies zu können, benötigen sie von Praxisanleitenden entweder qualifizierte und aussagekräftige Beurteilungen oder Noten zu den Praxiseinsätzen.

Einen nachhaltigeren Eindruck über das praktische Können Lernender und die praktische Ausbildungssituation verschaffen sich Lehrende im Rahmen von beratenden Praxisbesuchen [→Kap. 2]. Hier steht die →Reflexion im Vordergrund.

In der Probezeit werden Lernende ein- bis zweimal von ihren Praxisbegleiterinnen besucht. Eine abschließende Beurteilung der Probezeit durch die Praxisanleitenden gibt einen Überblick über den Gesamtverlauf der Probezeit. Sie soll darüber Klarheit verschaffen, ob eine Lernende grundsätzlich eine Pflegeausbildung absolvieren kann oder nicht.

Anfang bis Mitte des zweiten Ausbildungsjahres führen viele Schulen eine Zwischenprüfung durch, die im Blick auf das Examen zeigt, welche Unterstützung ein Lernender u.U. braucht, um zum Examen zugelassen zu werden und dieses erfolgreich zu bestehen.

Manche Schulen schließen der Zwischenprüfung noch eine gesonderte Vorbereitung kurz vor dem Examen an (z.b. in Form einer „Schulstation" [→Kap. 8.2.2]) oder um die Lernenden in Ansätzen mit dem Prüfungsverfahren vertraut zu machen, das sie im Examen erwartet.

Was Schulen genau machen und mit welchen Ressourcen sich Lehrende in der praktischen →Ausbildung engagieren, hängt in hohem Maße von der personellen Ausstattung der Schulen und von ihrem pädagogischen Selbstverständnis ab.

9.2.3 Gemeinsamkeiten in den Pflegeausbildungen

Die Beurteilungsbögen beziehen sich in der Regel auf zu erwerbende pflegerische Handlungskompetenzen (→berufliche Handlungskompetenz) wie sie z.b. im § 3 des KrPflG („Ausbildungsziel") genannt werden. Den Ausprägungsgrad jeder einzelnen Kompetenz schätzen Praxisanleitende und Lernende im Beurteilungsgespräch abschließend gemeinsam ein.

Die Kompetenzen, welche in einer Praxisphase angestrebt werden, wählen Praxisanleitende und Lernende vorher möglichst gezielt aus. In der Regel wird diese Auswahl im Erstgespräch anhand eines Selbsteinschätzungsbogens getroffen (die Lernenden schätzen ihre Kompetenzen vor jedem Erstgespräch selbst ein), dessen Kompetenzen mit denen im Beurteilungsbogen übereinstimmen. Liegt ein solcher Selbsteinschätzungsbogen nicht vor, dann kann auch der Beurteilungsbogen zur Orientierung dienen.

Die Beurteilungen der einzelnen Ausbildungsabschnitte sind wichtige Bausteine, die in ihrer Gesamtschau den individuellen Ausbildungsprozess von Lernenden abbilden, wenn sie „Pflege gestalten" [→Kap. 4] lernen.

Pflegerisches Handeln in einzelnen Lern- und Anleitungssituationen beurteilen

Praxisanleitende sollten möglichst kontinuierlich die Handlungskompetenzen (→berufliche Handlungskompetenz) Lernender beobachten, einschätzen und beurteilen. Jede Lern- und Anleitungssituation bietet Gelegenheiten, Lernenden in einem fördernden Kritikgespräch Handlungsempfehlungen zu geben.

Darin liegen viele Lernchancen: Korrekturen können unmittelbar ausgesprochen und an direkt beobachtete Handlungen gebunden werden. Die Anleitungssituation kann sich bestenfalls zu einem Gespräch ausbauen, in dem Praxisanleitende und Lernende einander ihre Perspektiven erläutern und im Blick auf ein Pflegeproblem gemeinsam zu einem begründeten fachlichen Urteil finden.

Ein solches Vorgehen würde bei Lernenden das Verständnis von sich selbst als Pflegeexperten fördern. Sie wären eher darum bemüht, nach der besten Lösung für ein Handlungsproblem zu suchen und weniger davon motiviert, korrekt für eine gute →Note zu arbeiten.

Zu empfehlen ist, dass Praxisanleitende neben der direkten Rückmeldung ihre Beobachtungen und Einschätzungen auch notieren. Dafür ist es sinnvoll, wenn sie ein Heft bei sich tragen, in welchem sie regelmäßig ihre Beobachtungen, Gedanken oder Anmerkungen (mit Zeit und Datum versehen) protokollieren. So stützen sie ihre Erinnerungen und sammeln Argumente und Nachweise in Anbindung an konkrete Situationen, die eine faire abschließende Beurteilung gewährleisten und veranschaulichen. Wenn sie zudem schon vorher regelmäßig mit Lernenden über ihre Einschätzungen sprechen, dann entstehen daraus wie von selbst realistische Noten, die auch Lernende einsehen und nachvollziehen können.

Hinweis

Richten Sie Beurteilungsgespräche stets auf die Korrektur und den Zuwachs *pflegerischen Handelns* aus oder auf die Veränderung des *Verhaltens* einer Person in bestimmten Situationen. Verletzen Sie nicht die Integrität einer Person (→Feedback).

9.3 Ergebnis der Ausbildungsbemühungen überprüfen und daraus Konsequenzen ziehen

„Alles hat seine Zeit"

Praxisanleitende müssen Lern- und Beurteilungsphasen deutlich voneinander trennen. Lernende, die Inhalte nicht gleich verstehen oder in Handlungen umsetzen können, dürfen nicht mit einer schlechten Beurteilung bestraft werden. Um zu lernen, müssen Lernende auch Fehler machen dürfen. Ihnen muss eine angemessene Zeit zum →Lernen und „Fehler machen dürfen" zugebilligt werden.

In dieser Phase sollten Praxisanleitende zusammen mit Lernenden →Lernziele festlegen. Nach jedem Schritt in die richtige Richtung werden diese überprüft, es wird gefragt, wie es weitergeht, und es werden ggf. neue Lernziele ausgemacht.

Nach der Lernphase darf das pflegerische Können sehr wohl beurteilt werden, um zu sehen, ob Lernende das Gelernte auch anwenden.

Prüfungen als Chance integrieren

Prüfungen sind sowohl für Lernende als auch für Praxisanleitende gefürchtete Momente. In Gegenwart Dritter wird sichtbar, was Lernende bis zu einem bestimmten Zeitpunkt an beruflichem Können entwickelt haben und wie sie ausgebildet worden sind. Wenn Lernende keine guten Ergebnisse präsentieren, dann sind Prüfungssituationen mit unangenehmen Gefühlen behaftet.

Nun kann man sicherlich kritisch anmerken, dass das Ergebnis eines Tages nicht das Ergebnis eines gesamten Ausbildungsprozesses abbildet. Denn der Ausgang einer Prüfung hängt von den unterschiedlichsten Bedingungen ab. Wer kennt nicht die Situation, dass ein Prüfungsergebnis schlechter ausfällt als erwartet, weil der Prüfling nicht in guter Form ist oder unter besonders großer Prüfungsangst leidet oder weil der ganze Tag anders verläuft als erwartet (z.B. liegt der Prüfungspatient oder -bewohner plötzlich im Sterben)?

Und dennoch: So wie ein Fest den Alltag unterbricht, so sind Prüfungen wichtige Zäsuren in der →Ausbildung. Sie setzen gleichermaßen ein Ende wie einen Neuanfang. Prüfungen und Beurteilungen beinhalten immer eine Bilanz. Ein Ertrag wird gegengerechnet zu dem, was vorher an Aufwand eingebracht worden ist: Das berufliche Können einer Lernenden wird also zu ihren Bemühungen und zu den Ausbildungsbemühungen von Praxisanleitenden ins Verhältnis gesetzt. Allgemein gilt natürlich, dass Praxisanleitende nur das erwarten und fordern dürfen, was sie Lernenden auch beigebracht haben.

Beurteilungen und Prüfungen werfen sowohl ein Licht auf einzelne mehr oder weniger engagierte Praxisanleitende als auch darauf, wie viele Ressourcen ein Betrieb in die praktische Ausbildung investiert hat [→Kap. 10].

Beziehung professionell gestalten
Praxisanleitende empfinden und reagieren unterschiedlich, wenn sie in Lernende viel Mühe und Zeit investiert haben und dann erleben müssen, dass z.B. ein Prüfungsergebnis schlecht ausfällt, sie auf undankbare Reaktionen Lernender stoßen oder Lernende Lernprozesse „aussitzen" bzw. verweigern. Solche Situationen können Enttäuschungen, Kränkungen oder Wut hervorrufen.

Zu lehren bedeutet, solche Empfindungen zu reflektieren, sie nicht zu persönlich zu nehmen und die pädagogische Beziehung aktiv aufrechtzuerhalten – an Lernenden „dranzubleiben", Beziehung als „Band" und nicht als „Wand" zu gestalten (Fichtmüller und Walter 2007). Gemeint ist, dass Praxisanleitende sich immer wieder neu um eine lernförderliche und respektvolle Beziehung zu Lernenden bemühen. Das ist professionelle Beziehungsgestaltung.

Praxisanleitende haben hier eine besondere Verantwortung, sind sie doch Lernenden ein Modell. Gestalten sie ihre Beziehung zu Lernenden wertschätzend und respektvoll, dann fördern sie bei Lernenden ein ebensolches aktives Bemühen um eine professionelle Beziehung zu pflegebedürftigen Menschen.

Keine Angst vor schlechten Noten

Praxisanleitende sind dazu angehalten, von Lernenden ein den beruflichen Standards entsprechendes pflegerisches Handeln einzufordern.

Die Beurteilung und besonders die Bewertung pflegerischer Kompetenzen sind ein gesellschaftlicher Auftrag, der an Praxisanleitende gestellt wird. Dazu gehört es auch, klar zu benennen, wenn Lernende den Anforderungen beruflicher Pflege nicht gewachsen sind. Ein mangelhaftes bis ungenügendes berufliches Können kann für Patienten, Bewohner oder Klienten eine Gefährdung darstellen und muss sich daher in entsprechenden →Noten (AltPflAPrV § 4/KrPflAPrV § 7) widerspiegeln.

Auch wenn es in manchen Fällen nicht leicht sein mag, jemandem eine schlechte Note zu geben oder ihn in einer Prüfung durchfallen zu lassen, sollten Praxisanleitende sich dem stellen. Keinem Lernenden ist geholfen, wenn seine wahren Kompetenzen im Ausbildungsverlauf verschleiert werden. Lernende scheitern dann spätestens am Examen und haben u.U. wertvolle Ausbildungs- und Lebenszeit verloren.

Hinweis

Wird in der Probezeit offenbar, dass eine Lernende dem Pflegeberuf nicht gewachsen ist, dann sollten Sie sich nicht scheuen, diese Tatsache der Pflegeschule mitzuteilen und deren Kompetenzen bei passender Gelegenheit mit einer entsprechenden Note zu belegen. Sie entscheiden verantwortlich mit, ob die Pflegequalität dem Stand pflegerischen Wissens entspricht und wie sich das Ansehen des Pflegeberufs in der Gesellschaft weiterentwickelt.

Im Folgenden werden einige Kennzeichen aufgezeigt, an denen sich Praxisanleitende orientieren können, wenn sie einschätzen wollen, ob Personen für den Pflegeberuf geeignet und ausbildungsfähig sind (Ausbildungsreife). Alle Merkmale sind unbedingt vor dem Hintergrund des Ausbildungsstands zu lesen, den Lernende in den ersten sechs Monaten ihrer **Probezeit** erreichen können.

- Lernende wenden ihr Wissen in pflegerischen →Handlungssituationen an. Sie können ihre fachlichen Kompetenzen einschätzen und überschreiten sie nicht.
- Lernende scheuen sich nicht, mit Pflegebedürftigen und Mitarbeitenden zu kommunizieren.
- Sie meiden Arbeiten nicht, die mit für sie unangenehmen Empfindungen besetzt sind (z.B. Ekel, Scham).
- Lernende sehen und beachten eigene Grenzen.
- Sie entwickeln mit ihren Grenzen angemessene Umgangsweisen – z.B. holen sie sich rechtzeitig Hilfe, wenn es notwendig ist.
- Sie können Stresssituationen standhalten.
- Lernende sind grundsätzlich lernbereit und für Kritik offen.
- Sie beachten allgemeine Berufsregeln, wie z.B. Pünktlichkeit, Krank- und Gesundmeldung oder rechtzeitiges Absagen von Terminen.
- Lernende sind gern pflegerisch tätig und sich sicher, dass sie den richtigen Beruf gewählt haben.

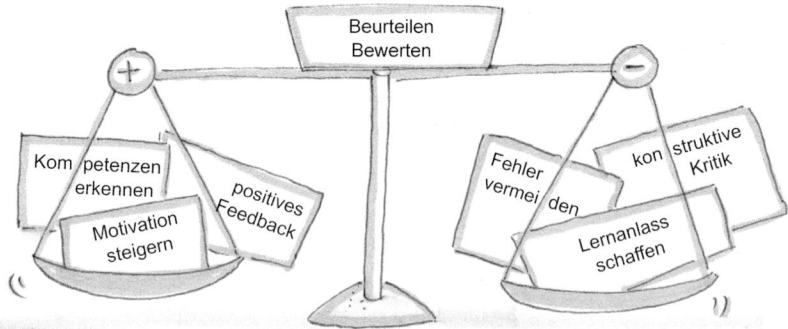

9.4 Beurteilen und bewerten in der Praxis

Das Beurteilen und Bewerten pflegerischer Handlungskompetenzen (→berufliche Handlungskompetenz) ist für Praxisanleitende ein zwiespältiges Thema. Es ist mit Unsicherheit verbunden und wird von den unterschiedlichsten Erfahrungen begleitet, die sie selbst in ihrer Lern- und Berufsbiografie gemacht haben.

9.4.1 Die Wahrheit beginnt zu zweit

In der folgenden Situation ist Sabine Henning die zentrale Person. Sie leitet noch nicht lange an und erlebt deshalb in der praktischen →Ausbildung vieles zum ersten Mal. Im Praxisanleitungskurs, den sie zurzeit besucht und wo gerade das Thema „Beurteilung" behandelt wird, berichtet sie von einer Situation, die sie kurz vorher erlebt hat:

Ich hoffe, dass ich mit meiner Kritik nicht zu streng war
Als ich Anna beurteilen musste, war ich wirklich unsicher, ob ich als Praxisanleiterin zu diesem Zeitpunkt schon genug wusste. Da fielen mir die Beurteilungsbögen ein, die Anna aus der Schule mitgebracht hatte. Die haben mir sehr geholfen. Nachdem ich sie gelesen hatte, konnte ich präziser urteilen. Aus meiner Ausbildungszeit sind mir dann auch noch ein paar Sachen eingefallen, worauf sich damals meine Praxisanleiterin konzentriert hatte. Ich habe gemerkt, dass man positive und negative Aspekte ansprechen muss.

Anna haben meine positiven Rückmeldungen sehr motiviert. Aber auch die negativen Punkte hat sie offen aufgenommen. Sie waren für mich und für sie eine Möglichkeit zu lernen. Ich hoffe, dass ich mit meiner Kritik nicht zu streng war.

Beurteilungskriterien aufstellen
Sabine Henning weiß, dass sie etwas weiß. Und sie hat den Anspruch, ihre Sache gut zu machen. Ihr ist aber nicht klar, ob ihr Wissen ausreicht, um Anna „präzise" genug beurteilen zu können. Sabine Henning möchte Annas Leistungen mit ihrem Urteil genau und auf den Punkt treffen.

Die Praxisanleiterin versucht, ihre fachliche Unsicherheit auszugleichen. Sie studiert die Beurteilungsbögen, die Anna in die Einrichtung mitgebracht hat, und erinnert sich an ihre eigene Ausbildungszeit. Die Bögen und das Vorbild ihrer eigenen Praxisanleiterin geben ihr Orientierung. So findet Sabine Henning heraus, an welchen Kriterien bzw. Merkmalen sie Annas Leistungen messen kann.

Hinweis
Stellen Sie →Beurteilungskriterien auf, nach denen Sie Lernende einschätzen wollen. Diese können Sie sich auf folgenden Wegen erschließen:

– Fragen Sie die Praxisbegleiterin der Schule, mit welchen Beurteilungsinstrumenten die Schule arbeitet und worauf sie persönlich achtet, wenn sie Lernende beurteilt. Lassen Sie sich von ihr beraten, wann sie welche Vorlagen zur Beurteilung verwendet (z.B. bei Praxisbesuchen, bei Prüfungen).

– Beschäftigen Sie sich mit den Selbsteinschätzungs- oder Beurteilungsbögen, die Lernende in die Einrichtung mitbringen. Sie beziehen sich auf die übergeordneten Ausbildungsziele bzw. auf die in der Ausbildung zu erwerbenden Kompetenzen.

– Entwerfen Sie z.B. einen Bogen für Lern- und Anleitungssituationen, auf dem die Kriterien mit dem pflegerischen Handeln in Zusammenhang stehen, das Sie tatsächlich beobachten können.

– Sinnvoll ist auch, wenn Sie den Bogen ggf. an sich verändernde Ziele bzw. zu erwerbende Kompetenzen (z.B. eines Ausbildungsjahres) anpassen.

– Stellen Sie Ihren „Entwurf" ihrem Team vor. Diskutieren Sie die Kriterien mit Ihren Kolleginnen und Kollegen. Überlegen Sie gemeinsam, ob es für Ihren Arbeitsbereich Kompetenzen gibt, die Lernende bei Ihnen besonders gut erwerben können und ob die ausgewählten Kriterien diese Kompetenzen abbilden.

– Vermitteln Sie Lernenden Sicherheit, indem Sie ihnen frühzeitig (z.B. im Erstgespräch) die Kriterien transparent machen, nach denen Sie ihre pflegerischen Kompetenzen einschätzen und beurteilen wollen.

Fördernde Kritik üben

Auch das Beurteilungsgespräch mit Anna wird für Sabine Henning zum Lernanlass. Die Haltung, mit der sie berichtet, zeichnet das Bild einer Praxisanleiterin, die sich im Gespräch mit der ihr anvertrauten Lernenden von einer positiven Erfahrung zur nächsten behutsam vortastet. Obgleich Sabine Henning erkennt, wie motivierend ihre positiven Hinweise auf Anna wirken, wagt sie auch die negativen Aspekte anzusprechen.

Anna macht es Sabine Henning leicht, ihre Rolle als Praxisanleitende auszuüben. Sie ist genauso aufgeschlossen für die heiklen Anmerkungen ihrer Praxisanleiterin wie für die aufbauenden. Offenbar trifft Sabine Henning den richtigen Ton, die angemessene Haltung im Gespräch und vermittelt der Lernenden ihre eigene Offenheit und Lernbereitschaft.

Voneinander lernen und ein gemeinsames Urteil finden

Gerade „die negativen Punkte waren für mich (Sabine) und für sie (Anna) eine Möglichkeit zu lernen". – Man ahnt, wie die beiden im Gespräch um verschiedene Problembereiche kreisen, sich ihre Sicht- und Handlungsweisen erläutern und nach Begründungen suchen, um zu einer für beide zufriedenstellenden Beurteilung und Bewertung durchzudringen. Sabine und Anna nutzen das Gespräch, um Annas pflegerisches Können aus der kritischen Distanz neu zu befragen. Beide lernen im Gespräch voneinander.

Ihre eigene Rolle als Beurteilende pendelt Sabine im Prozess der Auseinandersetzung mit Anna ein. Sie entwickelt erst im Austausch mit Anna ein Verhältnis dazu, wie ihre Beurteilung auf Anna wirkt.

Hinweis

Sie stärken Lernende, indem Sie an deren Sichtweisen interessiert sind und gezielt danach fragen.

Zeigen Sie Lernenden ihre eigene Lernbereitschaft. Signalisieren Sie, dass auch Sie sich (durch Lernende) weiterentwickeln.

Sich selbst und andere wahrnehmen

Annas Fähigkeit zur kritischen Selbsteinschätzung und ihre Bereitschaft Kritik anzunehmen offenbaren, dass Lernende auch oder gerade aus kritischen Rückmeldungen lernen. Der Satz „Ich hoffe, dass ich mit meiner Kritik nicht zu streng war" zeigt, dass diese Erkenntnis bis zu Sabine nicht vordringt. Für sie passen die beiden Punkte „Kritik üben" und „einen positiven Impuls setzen" offenbar nicht zusammen. Bis zum Schluss fürchtet sie, Anna ungerecht behandelt zu haben. Möglicherweise speist sich Sabines Unsicherheit aus ihrem Selbstbild, „streng zu sein", das in Anna aber gar keine Bestätigung findet.

Hinweis

Muten Sie Ihre Sicht (auf die pflegerischen Kompetenzen) den betroffenen Personen ruhig zu.

Vertrauen Sie darauf, dass Lernende auch an kritischen Rückmeldungen wachsen können und ihre persönlichen Wege finden, um damit angemessen umzugehen.

Gehen Sie nicht selbstverständlich davon aus, dass andere Sie und Ihr (beurteilendes) Handeln ebenso kritisch wahrnehmen wie Sie (sich) selbst.

9.4.2 Lernende in Prüfungen begleiten und beurteilen

Praxisanleitende waren auch einmal Lernende. Erinnerungen hieran können in den unterschiedlichsten Augenblicken wieder wach werden. So auch bei Manuela Haase. Die Praxisanleiterin berichtet folgende Situation:

Ihr Handeln war auf einmal von Angst geprägt
Meine Schülerin Julia hatte sich 14 Tage intensiv um die 85-jährige Frau Brinkmeyer gekümmert, die bettlägerig ist. Aber als es hieß, dass meine Kollegin – eine erfahrene Praxisanleiterin – und ich sie an diesem Tag begleiten würden, war ihr Handeln auf einmal von Angst geprägt. Auch für mich war es meine erste Erfahrung im Umgang mit einem Pflegetraining, das wie eine Prüfungssituation war. Ich konnte mich sehr gut in Julia hineinversetzen und fühlte wieder den Druck, den solche Situationen in mir ausgelöst haben. Für mich war die anschließende Auswertung und Reflexion mit meiner Kollegin sehr wichtig. Das vermittelte mir in meiner Beurteilung Sicherheit und bestätigte mich. Julia fühlte sich gut beurteilt und benotet.

Verunsicherung annehmen

Man fragt sich, was Julia eigentlich fürchtet, als Manuela Haase und ihre Kollegin ankündigen, sie an diesem Tag begleiten zu wollen. Sie kennt Frau Brinkmeyer gut, hat sie in den vergangenen 14 Tagen beständig gepflegt. Dass Julia sich eigentlich keine Sorgen zu machen braucht, zeigt auch der positive Ausgang der „kleinen Prüfung".

Und man kann sich vorstellen, wie verwundert Frau Haase ist, als sie Julias Angst wahrnimmt. Damit hat sie nicht gerechnet. Sie nahm an, dass Julia im Umgang mit der alten Dame pflegerisch sicher sei.

Hinweis

Bagatellisieren Sie die Verunsicherungen nicht, die Lernende vor Prüfungen haben. Sie müssen sie nicht nachvollziehen können, aber respektieren. Fragen Sie Lernende, was ihnen in dieser Situation persönlich hilft oder wie Sie sie unterstützen können.

Sicherheit herstellen

Auch Manuela Haase ist unerfahren mit Pflegetrainings, die einer Prüfung gleichen. Schließlich ist dies auch der Grund, warum sie ihre erfahrene Kollegin bittet, sie zu begleiten. Hier treffen sich Praxisanleiterin und Lernende. Beide erleben eine derartige Ausbildungssituation zum ersten Mal.

Die Rolle wechseln

Während Manuela Haase über die sie verunsichernde Situation die Kontrolle behält (sie holt sich eine Kollegin dazu), fürchtet Julia möglicherweise, die Kontrolle zu verlieren. Julia gerät über die Pflegesituation, die plötzlich zur Prüfungssituation wird, ins Schwanken. Soeben hat sie diese noch als Mitarbeiterin eigenverantwortlich und selbstwirksam über zwei Wochen gesteuert. Jetzt wird sie zurück in die Rolle der Lernenden verwiesen, die der Aufsicht und „Macht" anderer Personen ausgesetzt ist bzw. diese Situation u.U. so erlebt.

Hinweis

Bedenken Sie, dass alle Lernenden ihre persönliche „Prüfungsgeschichte" mitbringen. Diese kann wieder mobilisiert werden, obwohl die aktuelle Prüfungssituation eine ganz andere ist.

Versuchen Sie, mit Lernenden über deren positive oder negative Prüfungserfahrungen zu sprechen, wenn Sie meinen, dass es den betroffenen Personen hilft.

Sich einfühlen

Manuela Haase bemerkt, wie aufgeregt Julia in der Prüfung ist. Und sofort kann sie deren Druck nachempfinden, den auch sie in vergleichbaren Situationen als Lernende erlebt hat. Ihr sind derlei Angstsituationen vertraut. Sie ist Julia hier emotional sehr nahe.

Hinweis

Anerkennen Sie Ihre Fähigkeit zur Einfühlung in prüfungsgeplagte Lernende als Ressource. Diese befähigt Sie, Lernende in herausfordernden Situationen zu begleiten.

Seien Sie sich Ihrer eigenen unterschiedlichen Lernerfahrungen bewusst. Sie beeinflussen Ihr Handeln als Beurteilende und bedürfen deshalb immer wieder der kritischen Reflexion.

Die Rolle der Beurteilenden annehmen

Im Bericht bleibt Manuela Haase nicht in der Einfühlung, sie schwenkt zu ihrem ursprünglichen Anliegen zurück, nämlich zu dem, was sie an der Prüfung interessiert. Sie will sich im Gespräch mit ihrer Kollegin ihrer eigenen Urteilsfähigkeit vergewissern. Die beiden Praxisanleitenden beurteilen und bewerten Julias pflegerische Kompetenzen einvernehmlich.

Lernende und Praxisanleiterin gehen gestärkt aus der Situation hervor. Julia mit einer guten Beurteilung und →Note und Manuela Haase erfährt durch ihre Kollegin eine persönliche Bestätigung.

Hinweis

Verharren Sie nicht in den Gefühlen, die aus Lernerfahrungen resultieren, die Sie persönlich belasten und womöglich daran hindern, zum pflegerischen Können der Lernenden eine kritische Distanz herzustellen.

Verzichten Sie nicht auf eine „objektive" Beurteilung und Bewertung, auch wenn diese negativ ausfällt, weil Sie sonst fürchten, eine „unangenehme" oder „autoritäre Lehrerin" zu sein (z.B. „So eine Lehrerin, wie ich sie erlebt habe, will ich nicht sein.").

Eine Beurteilung und Bewertung, die das pflegerische Können so realistisch wie möglich abbilden, können eine wichtige pädagogische Intervention sein.

Vergegenwärtigen Sie sich, dass sich →Beurteilungsfehler nicht vermeiden lassen. Auch Personen, die schon länger prüfen, beurteilen und bewerten, sind davon betroffen. Es kann also sinnvoll sein, zu zweit zu prüfen bzw. zu beurteilen.

Sollten Sie einmal im Examen prüfen, dann denken Sie daran, dass Sie hier stets von einer Zweit- oder Drittprüferin begleitet werden und das Examen mit „ausreichend" bestanden ist.

9.4.3 Der eigenen Wahrnehmung trauen und Verantwortung übernehmen

Situationen der Beurteilung und Bewertung bedürfen zuweilen einer nachhaltigen pädagogischen Präsenz. Hier berichtet Monika Koch von einer sie herausfordernden Situation, die sie mit einer Lernenden erlebt hat, welche kurz vor dem Examen stand:

Warum hat vorher keiner ihre schlechten Leistungen bemerkt?
Die Beurteilung von Mandy stellte für mich ein Problem dar. Schon im Erstgespräch hatte sie mir nicht die Wahrheit gesagt und überschätzte ihre Kompetenzen. Ich war mir nicht sicher, wie ich objektiv den wahren Stand ihrer Fähigkeiten vermitteln sollte. Am Ende musste der Eindruck entstehen, dass sie in diesem Praxiseinsatz ihrer Ausbildung einen Schritt zurück gemacht hat. Andererseits war mir klar, dass die Schule über ihre Ausbildungsmängel informiert werden musste.

Während ich über die Beurteilung nachdachte, fragte ich mich: Wie ist Mandy mit diesen Leistungen bis zu ihrem letzten praktischen Einsatz gekommen? Warum hat vorher keiner ihre schlechten Leistungen bemerkt? In einigen Gesprächen mit erfahrenen Berufskollegen konnte ich dann aber erkennen, dass ich Mandy korrekt eingeschätzt habe.

Vertrauensvorschuss geben
Monika Kochs Auseinandersetzung mit der Lernenden Mandy führt die Praxisanleiterin gedanklich an den Anfang des praktischen Einsatzes zurück. Rückblickend stellt sie fest, dass Mandy schon im Erstgespräch nicht wahrhaftig gewesen ist. Das Wort „Lüge" schwingt hier zwar mit, wird von Monika Koch aber nicht verwendet. Zunächst vertraut die Praxisanleiterin der Selbsteinschätzung der Lernenden und nimmt an, dass Mandy ihre Kompetenzen überschätzt.

Hinweis
Wenn Lernende ihre Kompetenzen besser darstellen, als diese wirklich sind, dann können Sie deren „trügerisches" Selbstbild bzw. Selbsteinschätzung unterschiedlich deuten:
Sie sehen darin eine bewusst gewählte Strategie. Personen wollen mehr scheinen als sie sind, also mit möglichst wenig Aufwand viel erreichen.
Sie respektieren dieses Verhalten als eine von der Person angeeignete lernbiografische Umgangsweise mit Widerständen, die sich ihr in den Weg stellen.

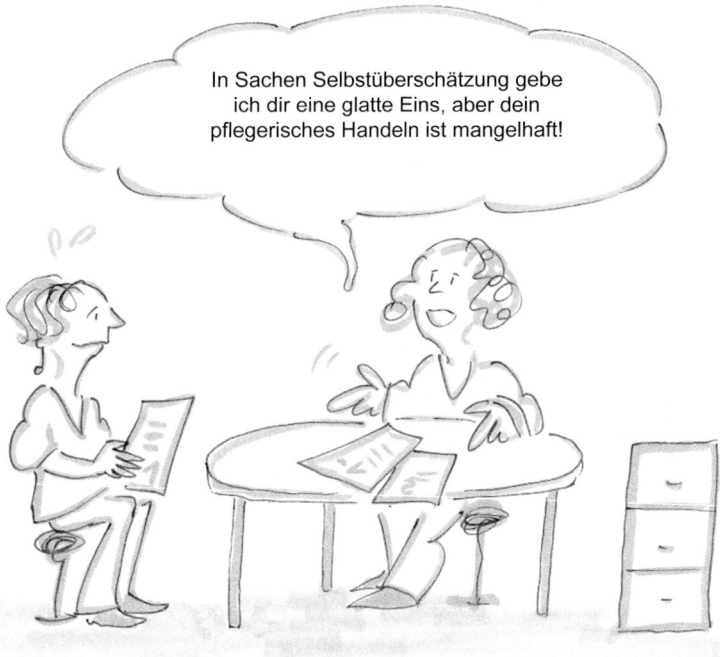

Ent-Täuschung reflektieren und annehmen

Wann genau Monika Koch erkennt, wie es um das wahre pflegerische Können Mandys bestellt ist, wird nicht klar. Ebenso lässt der Bericht offen, was sie empfunden hat als sie entdeckt, dass Mandy „lügt". Sicherlich hat diese Erkenntnis bei ihr, wie schon bei manch anderen Praxisanleitenden vorher, unterschiedliche emotionale Reaktionen hervorgerufen.

Ob Monika Koch der Vertrauensbruch, der hier im Vordergrund steht, nun schamhaft berührt, enttäuscht, verdrießt oder empört, sei dahingestellt. Aber ganz sicher ist sie irritiert darüber, ob sie ihrer Wahrnehmung trauen kann. Was sonst bewegt sie dazu, ihre Einschätzung im Gespräch mit erfahrenen Kollegen zu überprüfen?

Hinweis

Anerkennen Sie Ihre emotionalen Reaktionen, wenn Sie bemerken, dass Lernende Ihr Vertrauen missbraucht haben.

Dabei gilt die pädagogische Regel: „Schmiede das Eisen, wenn es kalt ist" (Omer/von Schlippe 2005, S. 235).

Warten Sie und geben Sie sich Zeit, bis Ihre Gefühle abgekühlt und wieder im Lot sind. Reagieren Sie überlegt.

Vertrauen Sie Ihrer Wahrnehmung.

Holen Sie sich Rückhalt bei Kolleginnen und Kollegen und ggf. bei der verantwortlichen Vorgesetzten, welcher die betroffene Person disziplinarisch unterstellt ist.

Verantwortung übernehmen

Die Kollegen bestätigen ihre Einschätzung. Und Monika Koch fragt sich natürlich zu Recht, warum keiner vorher Mandys unzureichendes pflegerisches Handeln bemerkt oder beschrieben hat. In den Fragen, die sie sich nun stellt, schwingen ihre Zweifel über die Ausbildungs- und Beurteilungsleistung der zuvor für Mandy verantwortlichen Praxisanleitenden mit.

Hinweis
Konzentrieren Sie sich auf das Hier und Jetzt. Tun Sie das, was *Sie*
tun können. Holen Sie sich ggf. Hilfe.
Fühlen Sie sich nicht verantwortlich für Ausbildungsmängel, die in
der Vergangenheit liegen oder für die Fehlleistungen anderer Personen.

Mit der Schule kooperieren

Ihre Selbstvergewisserung stellt Frau Koch für einen kurzen Moment
vor ein weiteres Problem. Wie kann sie der Schule den wahren Ausbildungsstand der Lernenden glaubhaft vermitteln, ohne dass ihre eigene
Anleitungsleistung und Beurteilung angezweifelt werden? Soll sie die ganze oder nur die halbe Lüge aufdecken? Monika Koch will ihrer Informa-
tionspflicht gegenüber der Schule nachkommen.

Hier wird die ganze Last spürbar, welche die Praxisanleiterin empfinden mag. Die Versäumnisse der anleitenden Kolleginnen und die
fehlenden Ausbildungsstrukturen, die unterstützt haben, dass Mandy
sich ohne wesentlichen Widerstand bis zum Examen erfolgreich
durchmogeln konnte.

Hinweis
Übernehmen Sie die Verantwortung, die Sie in dem Rahmen, in dem
Sie tätig sind, übernehmen und tragen können.
Betrachten Sie sich als Ausbildungspartnerin der Schule, die auf
Grund ihrer Gesamtverantwortung für die Ausbildung auf Ihre loya-
le Mitarbeit angewiesen ist.

10 Praktische Ausbildung professionell gestalten

Viele Träger von Pflegeeinrichtungen starten angesichts des aktuellen und künftigen Mangels an fachlich qualifizierten Pflegenden die unterschiedlichsten Initiativen. Sie wollen pflegerische Fachkräfte binden und mehr Bewerberinnen und Bewerber für den Pflegeberuf gewinnen. Bei allen Bemühungen wird eine bessere Qualifizierung des künftigen Pflegenachwuchses, z.b. durch eine professionelle praktische →Ausbildung, bisher kaum beachtet.

Die praktische Ausbildung verschwindet im dichten Gestrüpp kurzfristiger Handlungsbedarfe. Denn im komplexen Tätigkeitsfeld der Pflege mit seinem hohen Arbeitspensum gibt es Dinge, die stets dringlicher bewältigt werden müssen.

Eine Pflegende („pflegerische Fachkraft") trägt heute viel Verantwortung. Neben den pflegerischen Tätigkeiten steuert sie den Pflegeprozess der Pflegebedürftigen und begründet ihn. Sie organisiert Teams, die in ihrer Qualifikation gemischt sind, und kooperiert mit anderen Berufsgruppen. Sie berät Angehörige, bindet sie in pflegerische Handlungen ein und leitet sie darin an. Eine Pflegende sollte die vielen Hilfskräfte unterschiedlicher Niveaustufen, die in stationären und ambulanten Pflegeeinrichtungen tätig sind, beobachten, ihr Handeln kontrollieren und sie ggf. anleiten. Dazu muss sie selbst fachlich auf dem neusten Stand pflegerischen Wissens sein. Sie sollte Lernende ausbilden sowie bei entsprechender Zusatzqualifikation zur Praxisanleiterin Ausbildungsprozesse steuern, planen und auswerten.

Die Anforderungen an Pflegende steigen künftig eher noch als dass sie sinken. Diese Tatsache verlangt als Gegenströmung zur „Kostenexplosion" (ein Schlagwort in der politischen Debatte zum Thema „Pflege") eine höhere Investition in die →Professionalisierung von Pflegenden und hochwertige Qualifizierungswege. Darin eingeschlossen ist eine professionelle praktische Ausbildung. Sie wird erst handlungsrelevant, wenn sie in den Handlungsstrukturen des Pflegealltags fest verankert ist.

10.1 Im begrenzten Raum der Lernorte pflegen lernen

Berufliche Pflege ist stets an einen Geschäftsbetrieb (z.B. an ein Krankenhaus, an einen ambulanten Pflegedienst) und dessen spezifische Abläufe gebunden. Die Vorgänge des jeweiligen Betriebs und die dort organisierte Pflege beeinflussen sich gegenseitig. Pflege im Krankenhaus z.B. ist in medizinischen Denk- und Handlungsmustern verwurzelt und die sind primär auf Leben retten und Gesundheit wiederherstellen ausgerichtet.

Auch das →Lernen von Pflege findet im begrenzten Raum von Lernorten und Organisationen statt. Lernende lernen neben pflegerischen Handlungen auch etwas über Arbeitsprozesse und -abläufe innerhalb betrieblicher Grenzen [→Kap. 1.2]. Sie eignen sich fortwährend Handlungsweisen und -muster an, die sie in dem Betrieb beobachten, in dem sie ausgebildet werden – professionelle wie unprofessionelle. Dies gilt für alle Themenfelder pflegerischen Handelns und natürlich auch für den Umgang mit sterbenden und verstorbenen Menschen.

Wie in einer Einrichtung sterbende und verstorbene Menschen und ihre Angehörigen gepflegt und begleitet werden, hängt neben der fachlichen Qualifikation der Mitarbeitenden davon ab, wie hier die Handlungen in Bezug auf das Sterben und den Tod von Menschen gestaltet sind. Das Verhalten und Handeln der Mitarbeitenden vor Ort spiegeln wider, wie nachhaltig verantwortlich leitende Personen die „Sterbekultur" im Betrieb entwickelt haben (z.B. durch die Klärung der fachlichen Aufgaben, der professionellen Rollen, der Funktionsabläufe, der rechtlichen und ethischen Verantwortlichkeiten, z.B. wann ein alter Mensch sterben darf und wann nicht).

Lernende treffen auf mehr oder weniger professionell handelnde Pflegende und professionell organisierte Lernorte. Üblicherweise erfahren sie, dass sich ihr Vorwissen (z.B. aus der Schule oder das biografisch erworbene Wissen) mit dem pflegerischen Handeln, das sie am praktischen Lernort beobachten, nicht deckt. Lernende lösen diesen Konflikt auf unterschiedliche Weise [→Kap. 1.1.2 und 4.3].

So auch Kathrin in der nachfolgenden →Handlungssituation „Jetzt konnte ihre Seele endlich zur Ruhe kommen". Kathrin ist 26 Jahre alt und Lernende der Altenpflege im zweiten Ausbildungsjahr. Sie berichtet von einer Handlungssituation, die bereits einige Zeit zurückliegt. Stefanie Mahlmann, Kathrins Hauptausbilderin, arbeitet mit ihr normalerweise regelmäßig zusammen, hatte von dieser Situation bisher aber nichts gehört. Sie sieht, dass Kathrin diese kaum schildern kann. Die Lernende scheint noch immer bestürzt und wie gelähmt. Erst auf behutsames Nachfragen kann sie erzählen.

Neben dem, was Kathrin erlebt hat, kommt bei dem Gespräch heraus, dass die Lernende von der Wiege auf mit dem Thema Tod vertraut ist. Kathrins Tante und Onkel führen ein Bestattungsunternehmen. Zuweilen verdient sie sich hier ein wenig Geld dazu. Von ihrer Tante und ihrem Onkel hat Kathrin gelernt, wie Tote versorgt werden und was ein Bestattungsunternehmen tut.

Die Praxisanleiterin hat nach Kathrins Bericht die Situation wie folgt notiert.

Jetzt konnte ihre Seele endlich zur Ruhe kommen

Frau Abel (99 Jahre) war in ihrem Rollstuhl zusammengesackt. Die Notärztin veranlasste, dass sie in den Rettungswagen geschoben wurde, der eine Viertelstunde vor der Tür stand und nicht abfuhr. Schließlich informierte uns ein Sanitäter, dass Frau Abel soeben gestorben sei.

Es folgten heftige Diskussionen, was mit dem Leichnam passieren sollte. Frau Abels Mitbewohnerin sollte geschont werden und so wurde die Tote in ein leeres Zimmer geschoben. Nachdem die Sanitäter sie umgebettet hatten, hielt ich ihre Hand. Die Notärztin weigerte sich, den Totenschein auszufüllen. Sie stritt darüber mit Maria (examinierte Pflegende). Es war Mittwochnachmittag und kein Hausarzt zu erreichen. Ich wurde dann losgeschickt und sollte gucken, ob nicht zufällig ein Arzt im Haus war. Ich fand einen Gynäkologen, mit dem – direkt neben Frau Abel – weiter darüber diskutiert wurde, wer von ihnen den Totenschein ausfüllen soll.

Das kleine Zimmer war schon recht voll, aber es kamen auch noch zwei Pflegehelferinnen dazu. Sie beratschlagten, was man der Bewohnerin anziehen soll. Frau Abel trug ihren lila Lieblingspullover und eine Stoffhose, alles sauber und rein. Kurzerhand zogen sie den Leichnam aus und zogen ihm ein ausgewaschenes, hinten geschlitztes Nachthemd wieder an. Inzwischen hatten sich auch die Ärzte geeinigt.

Die Angehörigen wollten Frau Abel lieber lebendig in Erinnerung behalten, hatten aber bestimmt, was sie im Sarg tragen soll. Mit einem Stapel Wäsche in der Hand wollten sich die Pflegehelferinnen deshalb gerade noch einmal ans Werk machen. Ich nahm ihnen die Wäsche aus der Hand und erklärte, dass der Bestatter Frau Abel sowieso auszieht und wäscht. Eine der beiden sagte daraufhin: „Gewaschen oder nicht, merkt ja eh keiner." Ich bat sie freundlich, zu ihrem Wohnbereich zurückzukehren und sagte, dass ich schon allein zurechtkäme. Daraufhin rückten sie den Leichnam im Bett zurecht, deckten ihn zu und stellten das Kopfteil hoch. Als ich sie darauf hinwies, dass das für die Leichenstarre ungünstig sei, meckerten sie: „Das machen wir immer so, sieht schöner aus!" – „Jetzt fehlt nur noch Material, um den Kiefer zu stützen und die Augenlider zu schließen", sagte ich. „So etwas wird hier nie gemacht", meinten sie und rannten wütend raus.

Ich stellte das Kopfteil wieder runter und versorgte Frau Abel in Ruhe zu Ende, öffnete das Fenster, dimmte das Licht und zündete eine Kerze an und war froh, dass die Seele der Bewohnerin jetzt endlich zur Ruhe kommen konnte.

Was ist hier eigentlich los?

Betrachtet man die Handlungssituation näher, dann treten einige Szenen hervor, deren Hauptperson Frau Abel ist. Um sie herum stehen Menschen, einzeln oder in Gruppen. Sie haben unterschiedliche Sichtweisen und Stimmen auf die sterbende, die tote Bewohnerin und auf deren Leichnam.

Es lohnt, die Szenen genauer zu befragen und sich in sie einzufühlen. Auf diese Weise lassen sich die Motive der handelnden Personen und die Dynamik der Situation besser verstehen.

Manche Stimmen und Gedanken können den Personen in der Handlungssituation eindeutig zugeordnet werden, andere passen zu mehreren Personen oder entstehen im Kopf der Leserinnen und Leser.

„Frau Abel stirbt"

„Was ist denn mit Frau Abel los? Schläft sie? – Maria hat den Notarzt schon gerufen. – Eben war noch alles ruhig und plötzlich ist es laut und hektisch. Hoffentlich schafft sie es noch einmal. Sie schieben Frau Abel in den Rettungswagen. Warum fährt der nicht ab? Eine 99-jährige Frau stirbt unter den Händen der Notärztin. Wozu dieser hilflose Rettungsversuch? Alles hat seine Zeit, auch der Tod. Warum eigentlich nicht ruhig im Rollstuhl sterben, umgeben von Menschen und ihren vertrauten Stimmen? Wohin mit der Leiche?

Ja, was soll schon mit dem Leichnam passieren! – Frau Abels Mitbewohnerin möchte gewiss gern Abschied nehmen. Die beiden haben sich doch so lange ein Zimmer geteilt. – Gibt es denn hier im Haus keinen Aufbahrungsraum? – Am einfachsten wäre, wenn die Notärztin die Tote mitnehmen würde, dann müssten wir uns nicht weiter darum kümmern. Hängt so viel Arbeit dran."

„Frau Abel ist tot"

„Endlich! Hier kann Frau Abel sich erholen und nach der ganzen Anstrengung zur Ruhe kommen. Ich möchte ihre warme Hand halten. Nun kann ich tun, was ich schon die ganze Zeit will. Ist sie wirklich tot? Die Seele muss dem Tod erst noch folgen. Mitten aus dem Leben gerissen. – Die Angehörigen wollen sie lieber lebendig in Erinnerung behalten. – Es ging so schnell: Sie hing im Rollstuhl. Notärztin, Rettungswagen, tot. Hätte das überhaupt so sein müssen?"

„Tote verwalten"

„Die streiten immer noch. Jetzt über den Totenschein. Quälend. Streiten im Angesicht der Toten. Haben die denn keine Achtung vor der Verstorbenen? – Hören Sie, ich darf das nicht! Notärzte dürfen keine Totenscheine ausfüllen. – Sie könnte doch einfach wieder abfahren. Und am besten nimmt sie die Sanitäter gleich mit. Warum diskutiert sie bloß so lange mit Maria? – Die sieht ja den Wald vor lauter Bäumen nicht mehr. Will möglichst schnell alles regeln und die Tote loswerden. – Eh die Schülerin hier nur herumsitzt, soll sie im Haus einen andern Arzt suchen gehen. Hoffentlich kriegen wir heute alles über die Bühne. – Frau Abel braucht mich. Wer passt sonst auf sie auf? – Es reicht, wenn Donnerstagmorgen ein Arzt den Tod bescheinigt. Zu viel Aufregung um eine 99-jährige Tote. In dieses Zimmer wird ja nicht gleich heute Nachmittag eine neue Bewohnerin einziehen wollen."

„Tote tragen Flügelhemden"

„Puh, was für eine Luft. Zu viele Menschen in einem Zimmer. Stören uns nur bei der Arbeit. Zum Glück ist sie nicht ausgelaufen. Sonst müssten wir sie jetzt noch waschen. Also nur Klamotten aus, Nachthemd an. Das Anziehen wird schnell gehen. Hinten geschlitzte Nachthemden sind einfach praktisch. – Psst leiser, nicht so laut sprechen! – Wir jedenfalls arbeiten hier! Sitzen nicht nur rum, palavern und halten Händchen. Tot ist tot. – Warum das Nachthemd? Es würde Frau Abel gefallen, wenn sie sich so sehen könnte. Sie sieht in ihrem Lieblingspullover schön aus. Friedlich und erlöst. – Arzt ist Arzt. Wenigstens der Gynäkologe unterschreibt. Da habe ich ja noch mal Glück gehabt."

„Das machen wir hier immer so ..."

„Maria hätte die Angehörigen längst früher anrufen können! Schon wieder umziehen. Warum nimmt die uns einfach die Wäsche weg? Was meint die Schülerin, wer sie ist! Was kümmert uns der Bestatter. Gewaschen oder nicht, merkt ja eh keiner. – Keinen Respekt. Wissen die überhaupt, was sie tun? Was würden meine Tante und mein Onkel jetzt sagen… Kathrin, bleib du nur ruhig und freundlich. Nun geht doch bloß! – Von wegen allein zurecht kommen. Die hat doch schon mal gar keine Ahnung. – Sie arbeiten so unprofessionell. Kathrin, das kannst du nicht durchgehen lassen. – Das machen wir hier immer so, sieht schöner aus! Oh, jetzt auch noch streng werden! Glaubt wohl, dass sie was Besseres ist. Die Schülerin hat uns gar nicht zu sagen. Jetzt reicht's! Wir gehen."

„Seelenruhe"

„Man kann nichts mehr tun, wenn die Leiche erst mal starr ist und Augen und Mund offen stehen. Es wäre sicherlich auch Frau Abel unangenehm, wenn sie sich so sehen würde. Würdelos. Wie ruhig und still es hier auf einmal ist. Meine Tante und mein Onkel würden das Licht dimmen, eine Kerze anzünden und das Fenster öffnen. Sie sagen, dass das Sterben erst abgeschlossen ist, wenn die Seele ausfliegen kann. Sicherlich ist Frau Abel froh, dass sie dieses Altenheim jetzt verlassen kann."

Die Lernende Kathrin ist unvorbereitet und ungeschützt einer Situation ausgesetzt, die für sie zu einer Schlüsselsituation in ihrer Pflegeausbildung wird. Obgleich Kathrin in der Situation souverän handelt, ist sie gleichzeitig emotional damit überfordert.

Die Praxisanleiterin Stefanie Mahlmann berichtet, dass Kathrin ihre Empfindungen und ihr Erleben im Moment des Geschehens abgekapselt und dazu erst später (im Gespräch) wieder Zugang gefunden habe.

Die Ausgangsfrage der folgenden Überlegungen ist, woher Kathrins Betroffenheit eigentlich rührt, dass sie die Situation nachhaltig so erschüttert hat.

Dazu werden im Blick auf das Kapitel 4.3.2 die einflussnehmenden Elemente aufgegriffen, die diese Situation geprägt haben:
- die Lernatmosphäre am Lernort [→Kap. 10.1.1]
- die Position der Lernenden am Lernort [→Kap. 10.1.2]
- die Modellpersonen am Lernort [→Kap. 10.1.3]

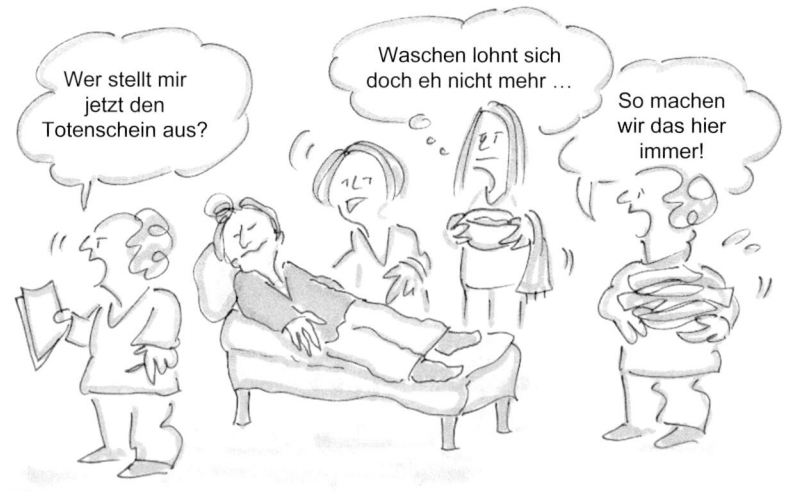

10.1.1 Die Lernatmosphäre am Lernort

Die Pflegende Maria scheint mit dem Sterben und dem Tod von Frau Abel überfordert. Die Gründe dafür sind nicht genannt. Vielleicht ist an diesem Mittwochnachmittag viel los und Maria wusste schon vorher nicht, wo ihr der Kopf stand. Oder sie ist verunsichert, weil in der Einrichtung nicht geklärt ist, ob Menschen mit 99 Jahren sterben dürfen. Maria entscheidet, nicht das nächstliegende zu tun, nämlich Frau Abel beim Sterben zu begleiten. Sie alarmiert die Notärztin.

Mit Frau Abels Tod verstärkt sich der Druck auf Maria. Eine amtlich gültige Unterschrift, die deren Tod offiziell bestätigt, hat für sie absolute Priorität. Maria will am Mittwochnachmittag nicht mit einer Verstorbenen ohne Bescheinigung dastehen. Deshalb drängt sie die Notärztin zur Unterschrift des Totenscheins. In der Vergangenheit mag es darum bereits Ärger gegeben haben, den Maria hier vermeiden will. Die an sich schon spannungsgeladene Atmosphäre wird durch die heftigen Diskussionen zwischen ihr und der Notärztin noch gesteigert.

Kathrin ist von dieser Atmosphäre ergriffen. Sie versucht der Situation atmosphärisch Würde zu verleihen, indem sie sich ganz der Toten zuwendet und an ihrem Bett innehält. Sie kommuniziert leiblich mit Frau Abel („hielt ich ihre Hand"). Sie lässt sich vom Sterben Frau Abels unterbrechen und achtet den Tod. Kathrin bringt Ruhe in das von Maria produzierte Chaos, erweist der Toten Respekt und hält die Situation emotional aus. Ihr geht das, was hier passiert, zu Herzen.

Kathrin ist einer sehr „anspruchsvollen" Atmosphäre sich widersprechender Gefühle und Bedürfnisse ausgesetzt. Denn denkt man an die Sanitäter, dann mögen sie von dem Geschehen zwar auch betroffen, aber vielleicht ebenso gelangweilt gewesen sein. Sie hätten sich sicherlich gern früher daraus verabschiedet.

Die Pflegehelferinnen treiben mit ihrer Geschäftigkeit und ihrem Zynismus die Atmosphäre auf die Spitze. Ihre Hilflosigkeit (Gefühl von Minderwertigkeit) gegenüber Kathrins entschiedener professioneller Intervention wird schon beim Lesen der Situation leiblich spürbar.

10.1.2 Die Position der Lernenden am Lernort

In die aufgeregte und gespannte Lernatmosphäre wirken auch die Beziehungsmuster und -dynamiken zwischen Kathrin und Maria sowie
zwischen Kathrin und den beiden Pflegehelferinnen hinein. Sie lassen
sich ermitteln, wenn man nach Kathrins Position fragt, die sie hier hat.

Kathrin tritt als **Lernende** völlig in den Hintergrund. Sabine
Mahlmann hat an diesem Nachmittag keinen Dienst. Als für Kathrins
Lernprozess hauptverantwortliche Praxisanleiterin hätte sie die Bedürfnisse der Lernenden und die Sachlage der Situation pädagogisch
im Blick gehabt und für Kathrin daraus eine Lernsituation gemacht.

Stefanie Mahlmanns Kollegin Maria scheint blind für die Personen
um sie herum. Sie erweckt den Anschein, als würde sie Kathrin erst im
Laufe des Geschehens überhaupt wahrnehmen. Maria handelt hier
fern ihrer Anleitungsverantwortung. Denn neben der dafür ausdrücklich benannten Praxisanleiterin (Sabine Mahlmann) wäre auch sie in
ihrer Position der pflegerischen Fachkraft dazu verpflichtet
[→Kap. 5.2].

Die Lernende ist für Maria allein als **Dienstbotin** interessant. Und
Kathrin nimmt die ihr von Maria zugewiesene Rolle an. Vielleicht ist
der Auftrag, den sie hier bekommt, für sie eine gute Gelegenheit, sich
der aufgeladenen Atmosphäre für einen Moment zu entziehen.

Danach treten die beiden Pflegehelferinnen auf. In der Beziehung
zu ihnen wird Kathrin zunächst die **Fürsprecherin** von Frau Abel. Sie
möchte den „lila Lieblingspullover" bis in den Tod retten und so einen
kleinen Teil der Identität der lebenden Frau Abel bewahren.

Die Lernende beobachtet das pflegerische Handeln der Helferin-
nen genau. Fast könnte man meinen, Kathrin kontrolliere sie. An dieser Stelle ist es interessant, nach Kathrins Selbstbild zu fragen. – Kathrin weiß, was sie auf dem Gebiet der Versorgung von Verstorbenen
kann. Sie kennt sich aus.

Natürlich rechnet niemand damit, dass eine Lernende derartige Kompetenzen bereits biografisch erworben hat. Und weil Kathrin vorher niemandem davon erzählt hat und sie wohl auch keiner nach ihren Erfahrungen mit dem Sterben und dem Tod von Menschen gefragt hat, wird ihre professionelle Kompetenz nicht wahrgenommen und in die Pflegesituation einbezogen.

Kathrin „outet" sich selbst nicht gegenüber Maria. Die Frage ist, warum? Vielleicht meint sie, dass sie sich in einer Lernatmosphäre wie dieser kein Gehör verschaffen kann. Oder sie verstummt angesichts der Kluft zwischen dem, was sie selbstverständlich konnte und wusste, und dem Unvermögen derjenigen, die sie ausbilden sollen.

Im Rahmen ihrer praktischen Ausbildung hat Kathrin sicherlich vergleichbare Rollenparadoxien bereits erlebt. Die von Stefanie Mahlmann geschätzte und als kompetent beschriebene Lernende wird ihre Position als Lernende zwischen einer vollen pflegerischen Arbeitskraft und einer „Lernenden für Handlangerdienste" schon vorher gesucht haben (vgl. Fichtmüller und Walter 2007, S. 573).

Umso interessanter ist, wie Kathrin sich gegenüber den Pflegehelferinnen behauptet. Ihrer fachlichen Unkenntnis setzt Kathrin ihr biografisch erworbenes Wissen selbstbewusst entgegen. Schließlich übernimmt sie die volle fachliche Verantwortung für die respektvolle Gestaltung der Versorgung der Toten. Ohne die Gründe dafür zu kennen, spüren die beiden Pflegehelferinnen Kathrins fachliche Autorität. Wenngleich sie versuchen, Kathrins Hinweise mit spöttischen Bemerkungen abzuwehren, geben sie sich schon bald geschlagen. Kathrin setzt sich hier mit ihrer fachlichen Kompetenz durch. Sie würde ihre Selbstbehauptung sicherlich nicht als Lernerfolg interpretieren, der es aber ist.

Da Kathrin erst viel später ihrer Praxisanleiterin überhaupt von dieser Situation berichtet, ist anzunehmen, dass sie ihre Beobachtungen mit Maria nicht geteilt oder reflektiert hat. Maria wird auch nicht erfahren haben, wer Frau Abel letztendlich so professionell versorgt hat. Lernende und Pflegehelferinnen gestalten Pflege im freien Raum und werden (von Maria) dabei sich selbst überlassen.

10.1.3 Modellpersonen am Lernort

„Modellpersonen" sind alle Personen, die am Lernort in irgendeiner Weise pflegerisch handeln. Es können Praxisanleitende, andere pflegerische Fachkräfte, Hilfskräfte oder andere Lernende sowie Lehrende der Schule sein. Sie dienen Lernenden zur Orientierung.

Während Lernende sich „Vorbilder" [→Kap. 8.1.1] häufig *bewusst* als positive „Beispiele" *auswählen*, sind Modelle eher Personen oder Personengruppen, die sie *erleben*. Mit ihrem Handeln identifizieren sich Lernende oder sie grenzen sich dagegen ab.

Die Lernende Kathrin trifft auf die pflegerische Fachkraft Maria und die beiden Pflegehelferinnen. Sie sind hier die Modelle. Ihr Handeln und Verhalten befördert unterschiedliche Aspekte pflegerischen Handelns (vgl. Fichtmüller und Walter 2007, S. 556). Es sind z.B.:

- die Haltung Marias und der beiden Pflegehelferinnen zum Sterben und zu verstorbenen Menschen (Menschenbild)
- wie Maria die Pflegesituation (also Frau Abels Zusammensacken) definiert (zu Urteilen finden) und später als Notfallsituation organisiert (Arbeitsablaufgestaltung)
- wie Maria den Kontakt zur Notärztin gestaltet (Kontaktgestaltung)
- wie Maria wider besseren Wissens bei der Notärztin ein anderes Handeln erwirken will (Verhältnis von Wissen und Handeln)
- wie Verstorbene hier versorgt werden (nach professionellen Prinzipien oder stationären Gepflogenheiten)
- wie sich über fachliche Standards ausgetauscht und mit Fehlern umgegangen wird (Fehlerkultur im Team und in der Einrichtung)

Insgesamt erwecken das Handeln von Maria und das der Pflegehelferinnen den Eindruck, als sei die Kultur des Sterbens und die palliative Pflege am Lernort nicht ausreichend professionell organisiert.

Auch wenn Kathrin in der Situation selbst sicherlich noch viel hätte lernen können, ist sie hier die Expertin für die Vorbereitung Verstorbener zu ihrer letzten Ruhe. Kathrin fühlt sich regelrecht in die tote Frau Abel ein – wie sie es von ihrer Tante und ihrem Onkel gelernt hat. Dieses Wissen, das ihr am Herzen liegt, kann sie am Lernort nicht platzieren. Im Gegenteil: Sie muss erleben, wie gegen Grundsätze verstoßen wird, die ihr viel bedeuten.

Maria und die beiden Pflegehelferinnen büßen hier etwas von ihrer fachlichen Autorität ein. Mit dem Vorbild von Tante und Onkel im Rücken grenzt sich Kathrin von ihnen als Modell ab. Sie kann sich nicht mit dem Handeln ihrer zukünftigen Berufskolleginnen identifizieren. Dazu wird ihr Zugehörigkeitsgefühl zum Berufsstand der (Alten-)Pflege auf den Kopf gestellt sein.

Was Kathrin erlebt, schmerzt sie. Die Lernende kann in der Situation nicht anders reagieren, als sich vor Maria in Schweigen zu retten. Den beiden Pflegehelferinnen wird sie mit ihrer professionellen Souveränität selbst zum Modell. Kathrins Tante und Onkel werden Teil des Ausbildungs-Settings. Sie stärken die Lernende. Mit ihrer Professionalität kann Kathrin sich vorbehaltlos identifizieren. Das Bestatterpaar füllt das Vakuum palliativer Pflege (Sterbekultur) und des organisierten Lernens, das hier offenbar wird.

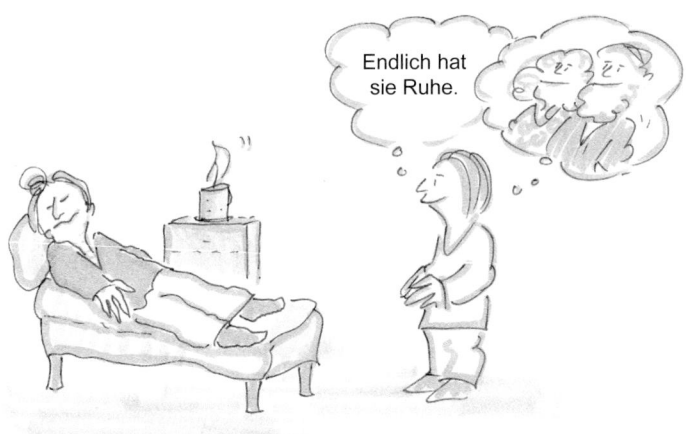

10.2 Die Position der Praxisanleiterin im Berufsfeld Pflege

Das Beispiel von Maria hat gezeigt, welcher Druck auf Pflegenden durch die an sie gestellten Anforderungen lasten kann. Wenn Pflegende noch dazu als Praxisanleitende tätig sind, dann gleichen sie mitunter Artisten, die Bälle und Teller gleichzeitig jonglieren sollen. Sie schlüpfen in die unterschiedlichsten Rollen und versuchen, die Erwartungen verschiedener Personen und Gruppen auszuloten.

Wie in der folgenden Abbildung deutlich wird, ist die Praxisanleiterin mit ihrer Position zwischen unterschiedlichen (Lebens-)Welten angesiedelt:

- der Welt einer Organisation mit ihrer spezifischen Organisations-/Unternehmenskultur (z.b. Krankenhaus, Altenheim, ambulanter Pflegdienst)
- der Welt professioneller Pflege
- ihrer privaten Welt

An diesen Welten hängen bestimmte Rollen mit ihren Erwartungen sowie den Folgen, wenn Erwartungen nicht erfüllt werden (Sanktionen). Zu den Erwartungen und Sanktionen gesellen sich Vorstellungen, Gefühle, Einstellungen, Verhaltens- und Handlungsweisen sowie Beziehungsmuster.

Ein typisches Beziehungsmuster ist z.b., dass die Praxisanleiterin in patientennahen Anleitungssituationen für den Lernprozess der Lernenden *und* den Pflegeprozess des Patienten verantwortlich ist. Hier muss sie die Bedürfnisse beider Rollenpartner berücksichtigen und wechselseitig abwägen. Gleichzeitig sollte sie den Beziehungsprozess von Lernender und Patient im Blick behalten.

Hinzu kommt, dass die Praxisanleiterin abhängig ist von den leitenden Personen einer Einrichtung. Sie verantworten die Ausbildungsstrukturen. Und der Träger der ausbildenden Einrichtung schenkt der praktischen Ausbildung unterschiedlich viel Aufmerksamkeit und stellt dafür weniger oder mehr Ressourcen zur Verfügung.

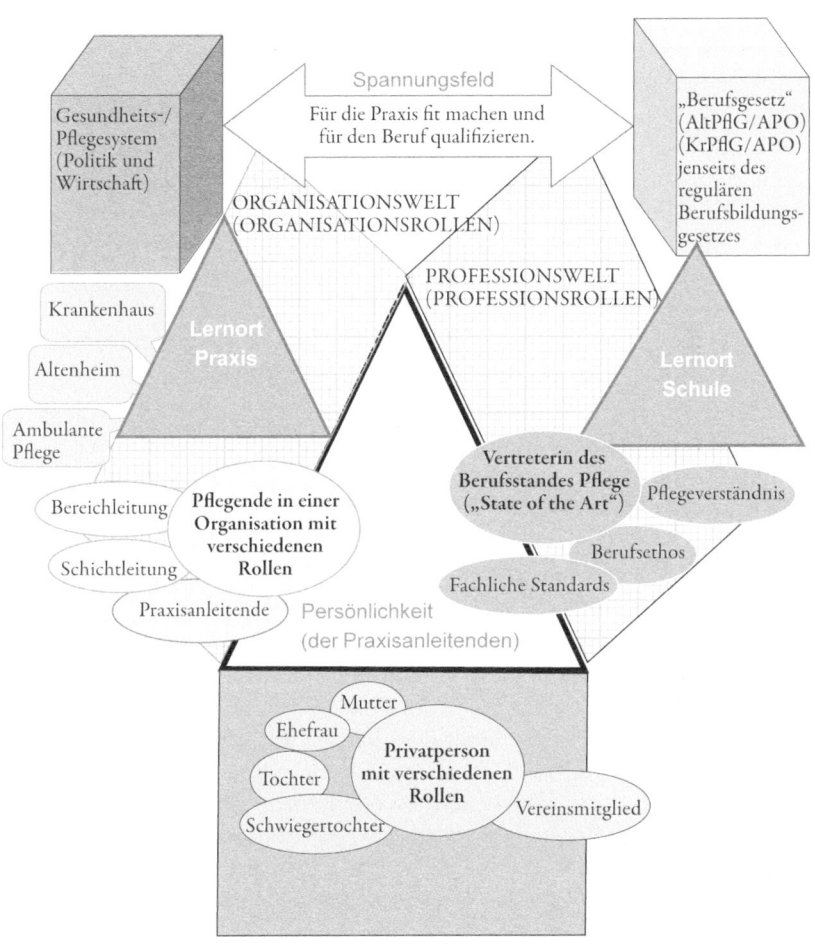

Die Position von Praxisanleitenden zwischen verschiedenen Welten

Die Praxisanleiterin handelt sowohl in der Rolle einer **Pflegenden** als auch in der einer **Kollegin** eines Team. Praxisanleiterin und Team stellen im Zusammenhang der praktischen Ausbildung wechselseitige Erwartungen aneinander [→Kap. 5.2].

Einige besondere Merkmale der Organisationen Krankenhaus, Altenheim und ambulante Pflege wurden schon beschrieben [→Kap. 1.2]. Diese Merkmale bieten den Hintergrund für alle Rollen in den jeweiligen Organisationen. Das heißt, dass sich die Aufgaben von z.b. Pflegenden an den verschiedenen Lernorten einerseits gleichen und sich andererseits aufgrund der jeweiligen betrieblichen Zusammenhängen unterscheiden. Die Rolle der Pflegenden bindet also allgemeine und spezifische Erwartungen, Beziehungsmuster sowie Verhaltens- und Handlungsweisen.

Es unterscheidet sich aber nicht nur die Rolle der Pflegenden im Krankenhaus gegenüber jener im Altenheim oder in der ambulanten Pflege, sondern ebenso die Rolle der Pflegenden in Krankenhaus A von der in Krankenhaus B. Rollen und ihre Profile sind abhängig davon, wie in den jeweiligen Betrieben Tätigkeiten ausgeformt und geordnet sind und welche Gestaltungsspielräume es für die Rolleninhaber gibt.

Die Praxisanleiterin gleicht auch Rollenerwartungen der beiden anderen Welten (Professions- und Privatwelt) miteinander aus. Zum Beispiel wird eine Praxisanleiterin sicherlich aus ihren Rollenerfahrungen als **Mutter** schöpfen, wenn sie jugendliche Lernende ausbildet. Ansonsten sollte sie die beiden Welten aber deutlich voneinander trennen oder ihre Rolle als **Pädagogin** nicht mit der einer **Therapeutin** oder **Seelsorgerin** verwechseln. Die Praxisanleiterin ist **Kooperationspartnerin** der Schule. Bei größeren Problemen, die Lernende zuweilen in die Ausbildung mitbringen, ist sie angehalten, ihr Handeln eng mit den dort verantwortlich Lehrenden abzustimmen.

Praxisanleitende bewegen sich zwischen den unterschiedlichen Ansprüchen, die Professions- und Organisationswelt an sie stellen. Sie sollen Lernende sowohl für den Beruf qualifizieren als auch für die Pflegepraxis fit machen.

Rollen bieten einer Person Schutz und Verhaltenssicherheit. Das gilt aber nur dann, wenn sie in der Organisation klar beschrieben und ausgestaltet sind. Ansonsten bewirken sie das Gegenteil. In solchen Fällen versucht die Praxisanleiterin auszugleichen, was die Organisationsstruktur nicht hergibt. In der praktischen Pflegeausbildung kann man dieses Phänomen häufig beobachten.

Zum Beispiel leiten Praxisanleitende nach Dienstschluss an, weil sie Fehl- und Krankheitszeiten von Kolleginnen ausgleichen müssen. Sie sind aber gleichzeitig dazu angewiesen, selbst keine Überstunden zu machen. Oder als Pflegende organisieren und verantworten sie z.B. den Frühdienst und versuchen dabei noch Lernende anzuleiten. Ebenso häufig schreiben sie die abschließende Beurteilung eines praktischen Einsatzes von Lernenden auf dem häuslichen Sofa.

Früher oder später drohen unterschiedliche Gründe, auch noch so engagierte Personen für diese Aufgabe zu entmutigen. Es sind wohl weniger die an Praxisanleitende durch berufspädagogische Entwicklungen und pflegewissenschaftliche Erkenntnisse steigenden Ansprüche. Es sind mehr der häufig fehlende strukturelle Rückhalt dieser Aufgabe im Betrieb und die unzureichenden Ressourcen, die dafür zur Verfügung gestellt werden.

10.3 Lernorte praktischer Ausbildung gestalten

Für eine professionelle praktische Ausbildung in der Pflege müssen Betriebe zu Orten des Lernens ausgebaut werden. Das bedeutet, dass sowohl in die Qualifizierung von Personen als auch in die Entwicklung der Organisation investiert werden muss.

Neben engagierten Pflegenden, die dieser Aufgabe fachlich gewachsen und zu Praxisanleitenden pädagogisch qualifiziert sind, müssen also noch verschiedene andere Aspekte Beachtung finden. Davon werden hier nur folgende erläutert:

- den Arbeitsplatz pädagogisieren
- Teams entwickeln
- Positionen und Rollen klären
- Ressourcen freisetzen

Den Arbeitsplatz pädagogisieren

Den Arbeitsplatz zu pädagogisieren bedeutet herauszufinden, wie die **Haltung** der Mitarbeitenden zum →Lernen ist. Sie ermöglicht oder behindert lernen. Sie lässt Lernanlässe in Alltagssituationen erkennen oder lässt Lernchancen ungenutzt vergehen. Lernen ruft Wachstum und Veränderung hervor. Es mobilisiert Ressourcen und Potenziale. Lernen kann anstrengen und zugleich beglücken. Lernen ist Entwicklung. Und nicht jeder will sich gern entwickeln oder verändern.

Ist Lernen für Mitarbeitende positiv besetzt, dann sind sie es, die das Lernen am Arbeitsplatz befördern. Ist Lernen bei Mitarbeitenden mit negativen Erfahrungen oder Minderwertigkeitsgefühlen (siehe die Pflegehelferinnen in der →Handlungssituation) behaftet, dann werden lernende Menschen schnell für sie zur Bedrohung und sie selbst neigen dazu, bei der Arbeit Lernen zu vermeiden.

Letztlich hängt an der Haltung zum Lernen das **Ausbildungsverständnis** einer Einrichtung. Versteht sich ein Betrieb als Ausbildungsbetrieb, dann gehören Lernende einfach dazu. Dann wissen bis zum Hausmeister alle im Haus, dass hier gelernt wird und wer lernend ist und sie stellen ihr Verhalten und Handeln darauf ein. Es ist das Selbstgefühl der Organisation, das in diesem Zusammenhang zur Geltung kommt. Ihre Haltung zur praktischen Ausbildung ist für Lernende spürbar und wirkt sich aus.

Diese Klärung in einer Organisation zu initiieren ist die Aufgabe ihrer Leitung. Praxisanleitende sind keine Führungskräfte und können nicht allein für eine Kultur des Lernens (und Ausbildens) einstehen und sorgen. Leitungen sind gefordert „allen" Mitarbeitenden im Haus bewusst zu machen, dass Lernen gewollt ist.

Ist Lernen in einer Organisation tendenziell negativ besetzt, dann stabilisiert diese Haltung das Arbeiten nach einrichtungsinternen Gepflogenheiten und verhindert die Aufnahme von neuem Wissen bzw. den →Transfer neuen Wissens in die Organisation. Die fortlaufende →Professionalisierung der Organisation wäre dann blockiert. Gibt es im Vergleich dazu in einem Team eine gemeinsame Sprache, um die eigene Arbeit zu reflektieren, dann kann Gutes erhalten und ausgebaut und Schlechtes angesprochen und verbessert werden.

Eine solche **Lernkultur** im Team (Fehlerkultur) ist geprägt von einem Blick auf die Arbeit, die sich stets eine bessere Zukunft vor Augen hält oder ausmalt und darauf hinarbeitet. Sie erfordert kritische und reflektierte Praktiker. In einem solchen Klima, in dem bereits die berufliche Tätigkeit zum ständigen Lernanlass wird, gedeiht auch Praxisanleitung. Lernen und Ausbildung sind dann nicht mehr eine Phase am Beginn der Berufstätigkeit, sondern ein ständiger Prozess des Dazulernens am Arbeitsplatz.

Das heißt, wenn sich ausbildende Einrichtungen mit den Bedingungen des Lernens auseinandersetzen, dann ist dies zwar ein Beitrag zur Professionalisierung der praktischen Ausbildung. Es ist aber ein ebenso wichtiger Ansatz zur Entwicklung des Personals, der Organisation und der Qualität der Pflege.

Teams entwickeln

„Die Anleitung, Beratung und Unterstützung von Pflegekräften, die nicht Pflegefachkräfte sind" ist zumindest im Berufsbild der Altenpflege (AltPflG § 3) verankert. Anleitung liegt hier im individuellen Verantwortungsbereich aller Pflegenden, die in der Position einer pflegerischen Fachkraft tätig sind.

Wenn praktische Ausbildung in einer Organisation nachhaltig etabliert werden soll, dann genügt es nicht, wenn die dazu notwendigen Kompetenzen im Berufsbild Pflegender verankert sind, dazu ist auf den Betrieb abgestimmte Weiterqualifizierung erforderlich.

Eine Bildungsplanung ist in diesem Zusammenhang unentbehrlich. Sie beruht auf der Analyse aller Kompetenzen und Potenziale, die eine Organisation gegenwärtigen aufweist und die weiterentwickelt werden sollen. Das Ergebnis einer solchen Untersuchung könnten individuelle Kompetenzprofile der vorhandenen Teams sein.

Soll ein Team ein ausbildendes Team in einer Organisation werden, dann ist es sinnvoll, dies mit der Perspektive auf sein pflegerisches und pädagogisches Können fachlich weiterzuentwickeln. Das hieße, sich Folgendes zu fragen:

- Wo stehen wir mit der praktischen Ausbildung?
- Wo wollen wir damit hin?
- Was können wir? Was können wir voneinander lernen? Was können Lernende von uns lernen?
- Wovon wollen wir mehr?
- Wen oder was brauchen wir dazu?
- Wie können wir das betriebliche Ziel, die praktische Ausbildung zu professionalisieren, mit den persönlichen (beruflichen) Zielen der einzelnen Mitarbeitenden abgleichen?

Kurse für Praxisanleitung, die einzelne Mitarbeitende besuchen, decken dabei nur einen Teil der dazu notwendigen pädagogischen Qualifizierungsmaßnahmen ab. Das Haus sollte gleichermaßen anstreben, den aktuellen Stand der Künste eines professionellen Berufsfeldes abzubilden und dazu sein fachliches Profil weiter auszudifferenzieren und auszubauen.

Dabei wirken nicht nur einzelne professionelle Mitarbeitende modellhaft auf Lernende sondern auch ganze Teams. Im Idealfall heben sich Mitarbeitende, die zusammen wirken und miteinander kooperieren gegenseitig auf ein fachlich höheres Niveau. Sie leisten an sich selbst und an Lernenden zusammen mehr, als es der einzelne Mitarbeitende je tun könnte.

So wie ein Team sich darstellt und seine Mitarbeitenden zusammenarbeiten, können sich Lernende mit ihm identifizieren oder eben nicht. Nicht zuletzt ist ein Team ein Modell für den Berufsstand der Pflege.

Für die Einrichtung in der oben ausgeführten →Handlungssituation würde dies bedeuten, nicht nur die pädagogischen Kompetenzen der Mitarbeitenden zu überprüfen, sondern gleichermaßen den Stand der fachlichen Qualifikation in der palliativen Pflege des hier handelnden Teams sowie die Kultur des Sterbens in der Organisation aufmerksam zu beleuchten.

Wenn Einrichtungen nach einem Ereignis, wie es in der Handlungssituation beispielhaft beschrieben wurde, gefragt werden, wie sie mit Fehlern umgehen sollen, dann wählen sie unterschiedliche Wege. In vielen Organisationen wird der oder die Schuldige gesucht, degradiert oder als „Sündenbock" markiert. Denn Schuldige und Sündenböcke lassen sich immer finden. Anstatt aber mit solchen Lösungsstrategien Probleme in der Organisation weiter zu stabilisieren, sollte gemeinsam geklärt werden, was konkret getan werden muss, um in Zukunft besser arbeiten und ausbilden zu können. Hier sind Personal- und Organisationsentwicklung gefordert und damit eine Klärung der unterschiedlichen Verantwortlichkeiten in der ausbildenden Organisation.

Positionen und Rollen klären

Berufliche Rollen dienen der arbeitsteiligen Ausführung der Aufgaben, die im Rahmen einer Organisation geleistet werden müssen. Um dieses Ziel zu erreichen, werden notwendige Tätigkeiten in einer Organisation auf einzelne Rollen aufgeteilt und Kompetenzen beschrieben, welche die Rollenträger haben müssen, um die Rolle kompetent auszufüllen.

Wenn man von Ausbildungssituationen absieht, dann sollten alle Mitarbeiterinnen die Kompetenzen haben, die sie brauchen. Sie sind Rollenträger und verantworten ihren Aufgabenbereich.

Die Rolle Lernender in der Pflege kennzeichnet, dass ihre Rollenträger noch nicht das *sind*, was sie noch *werden*. Lernende erproben im beruflichen Alltag schon, was sie später sein sollen – Rollenträger professioneller Pflege. Sie bewegen sich also in einem Spannungsfeld von noch werden und schon sein. Diese instabile Form der Rolle der Lernenden stellt Praxisanleitende und das hinter ihnen stehende ausbildende Team vor die Entscheidung, ob sie Lernende als Werdende oder Seiende ansprechen. Dies muss sicherlich situativ immer wieder neu von den beteiligten Personen ausgehandelt und entschieden werden. Lernende müssen gegenüber diesen Ansprüchen lernen selbstverantwortlich darzustellen, wo sie im Prozess des Werdens gerade stehen.

Praxisanleitende sind in der praktischen Ausbildung hauptsächlich dafür verantwortlich, dass aus dem Werden der ihnen anvertrauten Lernenden immer mehr Sein wird. Also dass Lernende nach ihrem Examen auch die Kompetenzen haben, die an ihre Rolle als pflegerische Fachkraft gebunden sind.

Um ihrer Rolle als Ausbilderin oder Ausbilder gerecht zu werden, benötigen Praxisanleitende viel Unterstützung durch Team und Leitung der Einrichtung [→Kap. 5.2 und 5.3]. Ein gelingender Ausbildungsprozess fordert, dass er zwischen allen dafür Verantwortlichen gut abgestimmt wird. Dafür ist →Kommunikation elementar wichtig. Ebenso notwendig sind Freiräume zum Innehalten – zum entschleunigten Handeln, zum Denken, Reflektieren und damit zum →Lernen.

Ressourcen freisetzen

Längst haben findige Controller überprüft, ob praktische Ausbildung in einer Einrichtung ein Zuschussgeschäft ist oder ob Kosten und Nutzen sich die Waage halten.

Mit der Umstellung der Krankenhausfinanzierung auf Fallpauschalen musste auch die Ausbildungsfinanzierung geändert werden. Die bis dahin in den Pflegesätzen enthaltenen Ausbildungskosten wurden in Ausbildungsbudgets ausgegliedert. Die Finanzierung erfolgt über Zuschläge je Fall, die den Krankenkassen in Rechnung gestellt werden. Auf Landesebene können seit 2006 Ausgleichsfonds gebildet werden, in die alle Krankenhäuser einzahlen müssen.

Mit den Fonds soll vermieden werden, dass ausbildende Häuser im Wettbewerb benachteiligt sind. Bis auf fünf Bundesländer weisen im Jahr 2011 alle Ausgleichsfonds auf.

Die Landeskrankenhausgesellschaften errichten und verwalten diese Fonds. Bei bestehenden Fonds werden die Ausbildungsbudgets daraus finanziert, sonst direkt aus den Zuschlägen. Die Ausbildungsbudgets sind zweckgebunden. Die Zweckbindung wird durch den Jahresabschlussprüfer kontrolliert. In diesem Ausbildungsbudget sind alle Kosten der Ausbildung enthalten:

▪ die Kosten der Ausbildungsstätten (Personal- und Sachkosten)
▪ die Mehrkosten der Ausbildungsvergütungen (unter Verwendung des Anrechnungsschlüssels von
9,5 (Lernende) : 1 (Praxisanleitende)
▪ Mehrkosten des Krankenhauses, die durch das Krankenpflegegesetz von 2003 entstanden sind; dazu zählen auch die Mehrkosten der Praxisanleitung

Zu den Kosten der praktischen Ausbildung zählen die praktische Anleitung (Kosten der Freistellung, evtl. Reisekosten), Kosten der Qualifikation von Praxisanleitenden, Arbeitsausfallkosten der Praxisanleitenden für die Teilnahme an Qualifizierungsmaßnahmen, Kosten der Auszubildenden (z.b. Kosten für Arbeitsmaterialien, Arbeitskleidung, Fahrtkostenerstattungen) (vgl. DKG 2011, S. 9).

Die Refinanzierung der Ausbildungsbudgets und die Ausgleichsfonds wirken dem Abbau von Ausbildungsplätzen in der Gesundheits- und (Kinder-)Krankenpflegeausbildung entgegen und tragen dazu bei, dass Ausbildungsstrukturen in den Regionen gesichert werden können (vgl. Dielmann 2010/11, S. 58ff.).

 www.verdi.de

Auf dieser Webseite ist die Broschüre „Das Recht der Ausbildung in der Gesundheits- und Krankenpflege" kostenlos erhältlich.

In der Altenpflegeausbildung hat sich bisher kein vergleichbares Finanzierungsmodell durchgesetzt, auch wenn es zurzeit vielerorts diskutiert wird. Dafür gibt es Initiativen, wie das vorhandene Potenzial von Praxisanleitenden in Organisationen besser genutzt werden kann.

Bei einem kleineren Träger von Altenheimen in Südbayern wurden die Kosten der praktischen Ausbildung transparent gemacht. Es wurde festgestellt, dass es keine Zusatzinvestition bedeutet, auszubilden. (Beitrag der Heimleitung bei einer Podiumsdiskussion der Abschlussveranstaltung Servicenetzwerk Pflege, Berlin 2010). Der Bedarf an Nachwuchskräften und eine Investition in praktische Ausbildung müssen also offenbar nicht zwangsläufig zu roten Zahlen führen, es kommt dabei aber möglicherweise auf die Blickweite der betriebswirtschaftlichen Kriterien an, die zu Grunde gelegt werden.

Ein Beispiel: In der genannten Einrichtung wurden Synergien genutzt. Praxisanleitende beschäftigten sich nicht nur mit Lernenden der Pflegeausbildung, sondern nutzten die freigestellten Zeiten, um in verschiedene Themen auch andere lernbedürftige Kollegen einzubinden. Praxisanleitende wurden so zu Multiplikatoren pflegerischen Wissens und es konnten Fortbildungskosten gespart werden.

Das heißt, dass u.U. keine zusätzlichen Ressourcen benötigt werden, wenn die vorhandenen freigesetzt bzw. umgewidmet werden. Praxisanleitende sind vielseitig einsetzbar, was Ressourcen schafft. Pflegenden werden damit interessante Aufgabenprofile geboten, die anspruchsvollere Mitarbeitende binden. Hier z.B. könnte Personalentwicklung ansetzen.

Eine Institution, die bewusst und konsequent in oben beschriebener Weise ausbilden will, ist gut beraten, sich als *lernende Organisation* zu verstehen. Dieses Postulat, wenn es wirklich ernst gemeint ist (und nur dann), lockt an Qualität interessierte Mitarbeitende an und bindet sie. Mit ihnen wird es leichter fallen, für eine Pädagogisierung des Arbeitsplatzes zu sorgen.

Eine lernende Organisation gewährt Spielräume für die Entwicklung und Gestaltung von Qualität in Pflege und →Ausbildung und setzt eine entscheidende Ressource frei: das Engagement der Mitarbeitenden.

Wenn qualifizierte Mitarbeitende sich nicht gegängelt und eingeengt fühlen, sind sie als Praxisanleitende in der Lage, auch aus Engpass-Situationen Lernanlässe zu schaffen. Wenn Pflegende nicht gegen den Anpassungsdruck enger Ressourcen ankämpfen müssen, sondern gefördert und gewollt durch passende Ausbildungskonzepte eine →berufliche Identität [→Kap. 11] als Praxisanleitende entwickeln können, wird eine Institution dem Mangel an Qualität und Pflegefachkräften entgegentreten können.

11 Die berufliche Identität als Praxisanleitende

Die Selbstaufopferungsbereitschaft, die in vergangenen Zeiten mit dem Pflegeberuf in Verbindung gebracht werden konnte, ist heute einem Verständnis professioneller Pflege gewichen [→Kap. 1.1.3]. Das Erfahren von Grenzsituationen und die Bereitschaft, Menschen in solchen zu begleiten, sich mit existenziellen Lebenssituationen auseinanderzusetzen, sich intensiver Nähe zu (kranken) Körpern und manchmal damit verbundenen Ekelgefühlen auszusetzen, sind trotzdem für viele Menschen unvorstellbar. Angesichts dessen löst die Entscheidung für einen Pflegeberuf auch heute in manchen Familien und sozialen Umfeldern Unverständnis aus.

Gleichzeitig geht die Verantwortung, von der pflegerisches Handeln geprägt ist, mit vergleichsweise geringen Gestaltungsspielräumen in der Arbeitsorganisation einher. In vielen anderen Berufen gibt es heute Möglichkeiten, die Arbeitszeit gleitend zu gestalten, selbst zu entscheiden, was ich als Erstes oder als Letztes an einem Arbeitstag tue. Im Pflegeberuf muss man Leitung werden, um eine Ahnung von solchen Spielräumen zu bekommen. Dies liegt nicht begründet im Pflegeberuf als solchem, der hochkomplex und anspruchsvoll ist und in der Aufgabenstellung eigentlich Spielräume benötigte. Es sind vielmehr die politisch und institutionell vorgegebenen Strukturen und Ressourcen, die diese Situation erzeugen und besonders stark in den stationären Bereichen spürbar sind.

In pädagogischen Berufen, auch ohne akademische Abschlüsse, herrscht üblicherweise eine andere Kultur der Planungs- und Gestaltungsfreiheit und Hierarchie. Pädagogin zu sein heißt Vorbild sein, als eigenverantwortlich wirkender Lehrer Erkenntnisse, Entwicklungsprozesse und Verstehen zu bewirken bzw. zu begleiten. Dabei sind pädagogisch Tätige natürlich Konzepten und Leitbildern unterworfen. Sie können nicht „machen, was sie wollen". Aber z.b. eine Lehrerin wird trotz enger Lehrpläne die Freiheit haben zu entscheiden, wann sie ihr Tempo am Bedarf von Schülerinnen orientieren muss. Eng strukturierte Vorgaben wie in der Pflege würden diese Arbeit erstarren lassen.

Wenn Pflegende Praxisanleitende werden, bekommen sie demzufolge nicht nur eine zusätzliche Aufgabe. Sie bekommen es auch mit dieser anderen Art von Gestaltung der Aufgaben zu tun, die im pädagogischen Tun notwendig und in Grenzen möglich ist. Hierfür gilt es, eine weitere →berufliche Identität zu entwickeln.

Schließlich wird die Identität als Praxisanleitende auch durch die Zielgruppen geprägt, auf die sich die pädagogischen Bemühungen richten: z.b. junge Menschen, die – wenn sie sich für einen Pflegeberuf entscheiden – zunächst häufig nicht die erforderliche persönliche Reife mitbringen. Praxisanleitende und Lehrer erleben häufig, dass die angemessene Personal- und Sozialkompetenz bei Lernenden nicht mehr in dem Maße vorausgesetzt werden kann, wie es noch vor 20 Jahren der Fall war. Praxisanleiterin zu sein geht also heute manchmal weit über die Vermittlung „nur" beruflicher Kompetenzen hinaus.

11.1 Als Pflegende Pädagogin sein – geht das?

Lässt sich der pädagogische Auftrag denn überhaupt mit Pflegen vereinbaren? Diese Frage stellen sich Praxisanleitende sicher öfter, wenn sie dazu kommen, ihre Aufgabenvielfalt zu reflektieren. Bei der Annäherung an eine Antwort kann folgende Erinnerung eines inzwischen erfolgreich tätigen Gesundheits- und Krankenpflegers nützlich sein.

Markus Lohmeier ist Gesundheits- und Krankenpfleger mit zwei Jahren Berufserfahrung. Er berichtet aus der Zeit seiner Ausbildung folgende Situation:

Jetzt hat er es überstanden

Meine ersten Monate im Krankenhaus waren sehr aufregend und spannend. Ich nahm all die neuen Eindrücke in mich auf und wollte unbedingt viel sehen, erfahren und lernen. Eines Tages wurde ein Patient aufgenommen, der schon lange schwer krank war. Man erklärte mir, dass er das Haus wahrscheinlich nicht mehr verlassen und hier bei uns sterben würde. Zum ersten Mal in meinem Leben sollte ich also mit dem Sterben eines Menschen in Berührung kommen. Da ich sehr hilflos diesem Thema gegenüber war, beschloss ich alles genau zu beobachten.

Zum Todeszeitpunkt des Patienten erlaubte mir Annette Lehn, meine Praxisanleiterin, zusammen mit ihr in das Zimmer zu gehen. Ich sah den gerade gestorbenen Patienten, beobachtete, wie Annette nach dem Puls fühlte und der Angehörigen ihr Beileid aussprach. Sie tröstete sie mit den Worten: „Jetzt hat er es überstanden."

Einige Wochen später, ich verteilte gerade den Nachmittagskaffee, stürzte plötzlich eine Frau auf mich zu und schrie völlig aufgeregt, irgendetwas sei mit ihrem Mann. Ich lief sofort ins Zimmer und erkannte, dass der Mann tot aussah. Ich konnte auch keinen Puls tasten. Also drehte ich mich zu der Frau und wiederholte ganz ruhig und ähnlich gedämpft wie Annette: „Jetzt hat er es überstanden."

Was dann über mich hereinbrach, hat mich völlig verstört. Die Frau schrie noch lauter, sie schluchzte und rief nach Hilfe. Alle Pflegenden der Station stürzten ins Zimmer, der Stationsarzt und zum Schluss auch noch die halbe Intensivstation. Ich selbst verzog mich vor lauter Schreck ins Stationszimmer. Ich war den Tränen nahe und wie gelähmt. Ich verstand gar nicht, was los war.

Meine ‚Untat' war noch Monate später Gesprächsthema im ganzen Krankenhaus.

Welche Voraussetzungen bringt Markus mit?

Markus ist seit wenigen Monaten in der Pflegeausbildung. Was seinen **Erwartungshorizont** [→Kap. 4.3.3] mit Blick auf das mitgebrachte Wissen umfasst, wissen wir: Vorerfahrungen und theoretisches Wissen zum Thema Tod und Sterben hat er nicht. Aber er ist neugierig und wissbegierig. Unbekanntes ist für ihn gleichbedeutend mit Aufregung und Spannung. So entspricht es sicher auch seinem Selbstbild, dass er unbedingt viel in sich aufnehmen und lernen möchte. Dazu gehören auch das Erleben des Sterbens eines Menschen und die Begegnung mit dem Tod. Allerdings ist ihm bewusst, dass er sich diesem Thema gegenüber hilflos fühlt.

Eine gute Voraussetzung für den Umgang mit dieser Hilflosigkeit ist Markus' **Lernstrategie**: Er will erst einmal nur genau beobachten. Sorgfältig nimmt er alles auf, was seine Praxisanleiterin nach dem eingetretenen Tod tut in der Situation, die er nun miterleben darf: Wie sie durch Pulskontrolle den Tod feststellt, sogar den genauen Wortlaut merkt er sich, mit dem sie der Angehörigen kondoliert.

Als er Wochen später mit einem plötzlich eingetretenen Tod konfrontiert wird und spontan auf sich gestellt handeln muss, hat er alles genau und abrufbar im Gedächtnis: Er erkennt, dass der Mann „tot aussieht", stellt fest, dass kein Pulsschlag mehr zu finden ist, und spricht der anwesenden Ehefrau seine Anteilnahme aus. Markus hat nach seinen Voraussetzungen alles richtig gemacht. Er hat besonnen reagiert und das Wissen, das er beobachtend erworben hat, angewendet. Seine Bestürzung über die Reaktion, die er bei der Angehörigen und auf der Station ausgelöst hat, zeigt dies. Er ist ratlos, fühlt sich vielleicht ungerecht behandelt.

Was könnte Markus aus dieser Situation lernen?

Die Praxisanleiterin Annette Lehn weiß vermutlich, dass das Miterleben von Tod und Sterben für Markus eine neue Erfahrung ist. Vielleicht entscheidet sie bewusst, ihn erst nach Eintritt des Todes einzubeziehen, möglicherweise, um damit die Intimität der Sterbephase für den Patienten mit den Angehörigen zu schützen. Gleichzeitig führt sie Markus stufenweise in dieses Thema ein, erspart ihm eventuell zunächst den Moment des eintretenden Todes.

Wir wissen nicht, ob Annette Lehn Zeit hatte, vorher mit Markus über seine Beobachterrolle zu sprechen oder ihm Beobachtungsaufträge zu erteilen. Offensichtlich ist aber ein ausführlicheres Auswertungsgespräch unterblieben. Dabei war die von Markus erlebte Situation komplex und enthielt Aspekte, die unterschiedlichen Themenfeldern und verschiedenen Kompetenzbereichen zuzuordnen sind. Allein deshalb wäre es sinnvoll gewesen, das in diesem Geschehen Erlebte und Gelernte zu reflektieren und zu sichern:

- Aus Sicht der fachlich-methodischen Kompetenzen konnte hier z.B. gelernt werden, dass und wie der eingetretene Tod festgestellt werden muss. Außerdem ist es eine Frage der Fachkompetenz, zu wissen, dass und wie man kondoliert, wenn Angehörige zugegen sind.

- Sozialkompetenz ist in diesem Fall nicht nur gefragt, weil auch Verstorbene ein Recht auf Würde und Respekt haben, sondern ebenfalls, weil Angehörige anwesend sind. Einfühlung und →Kommunikation müssen in passender Weise zur Anwendung kommen, um der existenziellen Situation entsprechend zu reagieren.

- Persönliche Kompetenz ist sicher im Fall des eingetretenen Todes und der Anwesenheit von Angehörigen unverzichtbare Voraussetzung jeglichen Handelns. Dazu gehört die eigene Haltung dem Verstorbenen gegenüber. Mit Blick auf anwesende Angehörige braucht es außerdem ein Gespür für die Bedeutung, die dieser Tod für sie haben mag. Diese Kompetenz geht über das (Fach-)Wissen darüber, wie man kondoliert, hinaus.

Zum Erlernen der fachlich-methodischen und auch der sozialen Kompetenzanteile für den Umgang mit Verstorbenen und deren Angehörige hat sich die Praxisanleiterin entschieden, Markus beobachten zu lassen bzw. ihr Vorgehen zu demonstrieren. Falls es nach der Situation doch noch einen kurzen Austausch über seine Wahrnehmungen und Erkenntnisse gegeben hat, ist sie sicher nicht sehr ausführlich auf alle oben genannten Aspekte eingegangen. Wie vermutlich vielen Lesern dieser Situation wird jedoch auch Annette überhaupt nicht auf die Idee gekommen sein, dass man mit einem Erwachsenen, der in unserem Kulturkreis aufgewachsen ist, erörtern muss, welche Kondolenz-Formulierungen zu welcher Sterbesituation passen. Vielleicht ist ihr selbst gar nicht bewusst, wo und wie sie gelernt hat, die richtigen Worte zu finden.

Möglicherweise handelt es sich hierbei um ein Kulturgut, das heute junge Menschen oft nicht mehr selbstverständlich erlernen, z.B. indem sie in der Kindheit bei ihren Eltern miterleben, wie diese kondolieren. Dennoch gehört es zum Erwachsenwerden und Hineinwachsen in soziale Rollen, sich einfühlsam, aber auch souverän in seinem Umfeld zu bewegen und sich dabei auch den existenziellen Situationen anderer zu stellen, sich nicht davor „zu drücken". Dass einem angesichts der Trauer anderer Menschen die Worte fehlen können, ist normal, gerade wenn man dies als junger Mensch noch nicht erlebt hat und üben konnte.

Standardsätze für das Kondolieren sind hilfreich, scheinen aber manchmal aus alten Zeiten zu stammen. Sie werden über die Generationen weitertransportiert. Sicher ist es lohnend, mit Lernenden darüber nachzudenken, welcher Sinn eigentlich darin liegt, zu sagen „Jetzt hat er es geschafft", „Das Alter war ja da", „Mein herzliches Beileid", „Es tut mir leid, dass er so früh gehen musste"

Welche pädagogische Aufgabe stellt sich hier?

Markus' Erlebnis macht deutlich, dass es Praxisanleitung in der Pflege erfordert, sich ganz auf die Zielgruppe Lernender zu konzentrieren und das Ausbilden als eigenständige Tätigkeit zu verstehen. Es reicht nicht aus, ein gutes Vorbild zu sein, Lernende mitlaufen zu lassen und zu hoffen, dass sie beim pflegerischen Handeln schließlich so gut „funktionieren", dass die Patienten genauso versorgt sind wie durch ausgebildete Pflegende. Pflegen (und damit die →Ausbildung hierfür) ist ein anspruchsvoller Beruf, der die ganze Person fordert. Der Kontakt zum Patienten und auch zu Angehörigen muss persönlich empfunden werden, damit nichts „schiefgeht" wie bei Markus.

Ausbilden bedeutet also neben der Vermittlung pflegerischen Handelns oft auch, einen Prozess persönlichen Reifens zu begleiten und zu fördern. Für Annette Lehn kann das bei der Anleitung von Markus durchaus heißen, dass sie Anteile von „Erziehung und Unterweisung" übernehmen muss. Das bedeutet auch, als in beruflichen Belangen erfahrenere Person zu wissen, welche persönlichen Kompetenzen Lernende noch ausbilden müssen. sich ein Bild davon zu machen, ob Lernende heiklen Situationen in der Pflege schon gewachsen sind und neben aller Förderung des selbstständigen Lernens fürsorglich bleiben und Lernende vor Situationen zu bewahren, denen sie noch nicht selbstständig gewachsen sind.

Markus stellt Anette Lehn neben der Vermittlung der Fachkompetenzen vor die pädagogische Aufgabe,

- immer wieder zu überprüfen, ob seine persönliche Reife mit seiner Neugier und seinem Erprobungswillen mithält,
- ihm eventuell Grenzen zu setzen, wenn er glaubt, pflegerische Situationen zu beherrschen, und
- in der Rolle der Praxisanleiterin zu bleiben, auch wenn sie manchmal verführt ist, in ihm schon den Kollegen zu sehen.

Kann eine Pflegende gleichzeitig Pädagogin sein?

Unbedingt, denn auf der Handlungsebene gibt es Gemeinsamkeiten zwischen beiden Aufgabenbereichen. Im vorliegenden Beispiel zeigt sich, dass sowohl als Pflegende als auch als Praxisanleitende der Beobachtungsprozess von grundlegender Bedeutung für alles weitere Handeln ist.

Die genaue und bewusste Wahrnehmung der Verfassung eines Patienten oder des Verhaltens und Handelns eines Lernenden weist den Weg für das weitere Vorgehen.

Annette Lehn wird also in der Situation nach dem Eintritt des Todes ihr Beobachtungsvermögen weit spannen müssen:

1. Sie muss die Kennzeichen des Todes prüfen, um den Tod feststellen zu können.
2. Sie wird sich einen Eindruck von der Verfassung der Angehörigen machen, um die richtigen Worte zu finden.
3. Sie nimmt den beobachtenden Markus im Hintergrund wahr und wird mit diesem Eindruck bei nächster Gelegenheit über das Erlebte sprechen müssen.

Die pädagogische Aufgabe fügt also dem in der Pflegehandlung ohnehin vielfältigen Beobachtungsprozess „nur" einen weiteren Fokus hinzu. Dieser ist aber ausschlaggebend für das pädagogische Handeln. Praxisanleitende entwickeln zwar auch vor dem Hintergrund ihres pädagogischen Wissens und der Informationen, die sie über den Lernenden haben, welche Themen mit welchen Methoden diese in ihrem Prozess weiterführen können. Die Beobachtung gibt aber den entscheidenden Impuls – genau wie im pflegerischen Handeln.

Dem weiteren Handeln als Pflegekraft oder Praxisanleiterin liegen dann allerdings unterschiedliche Aufträge zugrunde: Für Patienten ist dies die Begleitung und Unterstützung, für Lernende der Lehrauftrag. Ausgehend von ähnlichen Beobachtungen in beiden Berufsaufgaben können sich daraus verschiedene Interventionen oder Ziele ergeben. Oder ähnlich erscheinende Interventionen können differenzierter gestaltet werden, weil gezielte Beobachtungen die Unterschiede für die jeweilige Zielgruppe bewusst machen:

- Annette Lehn wird als Pflegende ihrer Zielgruppe, den Patienten gegenüber, auch einen Eindruck von deren persönlicher Reife gewinnen müssen – um sie z.b. hinsichtlich ihrer Pflichten und Möglichkeiten als mündige Patienten zu beraten. Als Praxisanleiterin braucht sie einen Eindruck von Markus' persönlicher Reife, um den Lehrauftrag zu erfüllen.

- Annette Lehn wird als Pflegende den Patienten gegenüber Grenzen setzen, wenn sie beobachtet, dass diese sich selbst gefährden oder sie als Pflegende nicht respektieren, also um die Patienten vor sich selbst oder sich vor den Patienten zu schützen. Als Praxisanleiterin setzt sie Grenzen, wenn sie beobachtet, dass Markus in seinem Drang, Neues zu lernen und sich zu erproben, zu schnell ist. Sie wird damit seinen Lernprozess schützen und fördern.

- Annette Lehn wird als Pflegende eine professionelle Distanz zu den Patienten wahren. Dies umso bewusster, wenn sie z.B. beobachtet, dass Patienten im Kontakt übergriffig sind. Nur so kann sie in der Intimität vieler Pflegehandlungen als qualifizierte Fachkraft tätig sein. Als Praxisanleiterin muss sie eine Distanz zu Markus aufrechterhalten, um ihm seine Rolle als Lernender zu bewahren. Dies wird ihr bewusst werden, wenn sie beobachtet, dass er sich wie ein Kollege in die Arbeit einbringt und sich überfordert.

Was es manchmal schwer machen kann, als Pflegende gleichzeitig Pädagogin zu sein, ist der Umstand, beide Identitäten in ein und demselben Kontext auszufüllen – dem Lernort Pflegepraxis. Das will gelernt sein.

11.2   Selbst gestaltete Verantwortung

Praxisanleitende sind Lehrende in einem Bildungsprozess. Es ist auch in Zeiten des E-Learning eine wichtige Erkenntnis, dass z.b. beim Erlernen von Tätigkeiten, die sich auf Menschen beziehen, nicht auf eine pädagogische Beziehung verzichtet werden kann.

Die Gestaltung dieser Lernbeziehung ist ein Prozess zwischen zwei Menschen – der Praxisanleiterin und dem Lernenden – und muss in eigener Verantwortung gestaltet werden. Das Gelingen des Lernens ist auch davon abhängig, ob sich die Praxisanleiterin mit ihren persönlichen Eigenschaften und professionellen Voraussetzungen so vermitteln kann, dass Wissen, Erfahrungen und →Reflexion vom Lernenden angenommen werden können. Dieser hochindividuelle Prozess kann nur in selbst gestalteter Verantwortung geführt werden. Die Verantwortung beinhaltet eventuell auch, sich als Praxisanleitende in Reflexionsprozesse zu begeben. Nur wer sich seiner Eigenschaften und Voraussetzungen bewusst ist, kann daran arbeiten, sie für die pädagogische Rolle zu nutzen oder zu verändern.

So können z.B. die erörterten Methoden und Instrumente [→Kap. 8.2] eine willkommene Möglichkeit sein, das eigene Repertoire zu erweitern. Es kann aber auch sein, dass Praxisanleitende nicht wirklich bereit dazu sind, die Verantwortung einer Praxispädagogin zu übernehmen, z.B. wenn sie sich scheuen, den Lernenden eine Aufgabe deutlich genug zu stellen, weil sie sich dann als „Lehrerin" fühlen, dies aber aufgrund unangenehmer Erinnerungen aus der eigenen Schulzeit nicht in Einklang mit ihrem Selbstbild bringen können. Das kann zur Folge haben, dass Lernende die Aufgabe nicht ernst nehmen oder gar nicht bearbeiten. Ein Reflexionsprozess könnte in diesem Fall ein Verstehen der Mechanismen und ein verändertes Verhalten ermöglichen.

Annette Lehn wird vermutlich nach Markus' „Untat" in ihrer Institution nicht zur Verantwortung gezogen, d.h. wegen einer schlechten Anleitung ermahnt. So weit ist die →Professionalisierung der praktischen Pflegeausbildung noch nicht fortgeschritten. Dies geschieht wohl eher, wenn Lernende Pflegefehler mit einem Risiko für den Patienten begehen.

Sie wird jedoch vielleicht darüber nachdenken, ob sie in ihrem Kontakt zu Markus irgendwann Beobachtungen nicht weiter verfolgt hat, die sie auf die Idee hätten bringen können, die Bedeutung von Kondolenz-Formulierungen mit ihm zu besprechen. Und sie kann in einer kollegialen →Beratung mit anderen Praxisanleitenden bzw. in einer Supervision reflektieren, was ihr Beitrag zu Markus „Untat" war oder ob und wie sie dies hätte verhindern können.

Es ist *ihre* Verantwortung, sich um Erkenntnis und Verbesserung zu bemühen. Für Praxisanleitende in der Pflege gibt es bis jetzt keine Kontrollinstanz, die zu →Reflexion oder weiterführender →Fortbildung auffordert, damit die praktische Ausbildung verbessert und Praxisanleitende unterstützt werden können.

Die Leistungen der Lernenden werden am Ende zensiert, und das ist die einzige Rückmeldung, die Praxisanleitende über den Erfolg ihrer Bemühungen erhalten [→Kap. 9]. Eine direkte Rückmeldung zu ihrem pädagogischen Handeln ist dies natürlich nicht.

Erfahrene Praxisanleitende wissen aber gerade aufgrund der erforderlichen Selbstständigkeit sehr gut, wann ein Lernprozess gelungen ist. Markus' Lernprozess war es letztendlich offenbar.

11.3 Professionelle Praxisanleitung zwischen Anspruch und Wirklichkeit

Praxisanleitende sehen sich oft vor einen hohen Anspruch gestellt, wenn sie in →Weiterbildungen der Fülle der Aufgaben und des Wissens begegnen, die der Lehrauftrag der praktischen →Ausbildung mit sich bringt. Wenn sie diesem Anspruch nachkommen möchten, ohne ihre bisherige Rolle als Pflegende im Team zu verändern, führt das häufig zu massiven Belastungen.

In der Realität der praktischen Ausbildung wird von Praxisanleitenden oft erwartet, ihren Aufgaben als Pflegende wie bisher nachzukommen. Selbst wenn Stundendeputate für die Praxisanleitung zur Verfügung gestellt werden, stehen sie oft allein mit der Aufgabe da. Ausbildungskonzepte oder eine Pädagogisierung des Arbeitsplatzes [→Kap. 10] sind in Einrichtungen eher selten anzutreffen. Praxisanleitende erleben gewissermaßen ein institutionelles Diktat, ihre pädagogische Aufgabe „diskret im Hintergrund" zu erledigen und keine Ansprüche an eine Veränderung der gewohnten Abläufe geltend zu machen. Dennoch können Praxisanleitende in vielen →Handlungssituationen mit Lernenden gerade an dieser Wirklichkeit arbeiten, die nicht auf ein →Lernen vorbereitet ist [→Kap. 8.1]. Die Handlungssituationen, die in diesem Buch bearbeitet wurden, geben ein Bild davon.

Praxisanleitende erleben zwar immer wieder, dass sie Leitungen davon überzeugen können, ihnen zeitliche Spielräume für die Anleitung zur Verfügung zu stellen. Die →Professionalisierung der Praxisanleitung ist aber noch nicht so weit fortgeschritten, dass sie ein selbstverständliches Element in den Strukturen von Institutionen, die Pflegeberufe ausbilden, geworden ist – so wie es Pflegegesetze eigentlich vorsehen. Es ist immer noch die Sache der Praxisanleitenden, Verantwortung, Qualität und Gestaltung liegen in ihren Händen. Auch die Lernortkooperanden, die Schulen, die diese Situation ja erleben und von den Lernenden erfahren, können daran kaum etwas ändern. Sie haben in der Regel zu wenige Einflussmöglichkeiten in die Organisationsstrukturen der ausbildenden Betriebe.

Die →berufliche Identität von Praxisanleitenden verlangt ihnen also oft ein Eintreten für die Ansprüche einer professionalisierten Praxisanleitung in der Wirklichkeit des Pflegealltags ab. Wenn es ihnen gelingt, diese Aufgabe sichtbar zu machen und immer wieder zu verdeutlichen, dass sie zu anspruchsvoll ist, um nach ihrem Dienstschluss als Pflegende erledigt zu werden, sorgen sie mit dafür, dass eine →Professionalisierung der Praxisanleitung voranschreiten kann. Dies aber allein den Praxisanleitenden zu überlassen, ist eine Zumutung und kann nicht zum berufspolitischen und gesellschaftlichen Ziel führen, eine Pflegeausbildung zu haben, die ihren Aufgaben gerecht wird.

Wenn in Institutionen eine völlige Anpassung an die gegebenen Strukturen erwartet wird, ist es auch ein Teil der beruflichen Identität von Praxisanleitenden, für ihre Aufgabe einzustehen. Wie schwer das ist, zeigt die hohe Fluktuation in dieser Gruppe – Praxisanleitende bleiben viel zu selten über lange Jahre in dieser Aufgabe. Entweder machen sie einen nächsten Karriereschritt und werden Wohnbereichs- oder Stationsleitung oder sie kapitulieren vor der Bürde der allein getragenen Verantwortung.

Wo Praxisanleitende jedoch einen Weg finden und Spielräume bekommen für ihre anspruchsvolle Tätigkeit, erleben sie häufig eine Zufriedenheit über ihr vielseitigeres Berufsleben. Manchen bietet diese zweite berufliche Identität auch ein Gegengewicht zu den Belastungen des Pflegeberufs. Praxisanleitende berichten, dass sie diese selbst gestaltete Verantwortung vor den emotionalen Gefahren eines eng regulierten Arbeitens im komplexen pflegerischen Handlungsfeld schützt, für manche ist es sogar eine Burnout-Prophylaxe. Wer dies erfährt, wird im Lehrauftrag Praxisanleitung Befriedigung und Bereicherung finden.

Praxisanleitung von A–Z

Ausbildung

In einer Ausbildung werden →Fähigkeiten, Fertigkeiten und Wissen vermittelt, in der Regel mit dem konkreten Ziel oder Zweck eines (staatlich) anerkannten Berufsabschlusses. Ausbildung steht häufig synonym für die berufliche Bildung, die sich durch ihre konkrete Ausrichtung auf berufliche Kompetenzen vom umfassenderen Begriff Bildung unterscheidet.

Berufliche Ausbildung [→Kap. 2] ist in Deutschland sowohl auf Bundes- als auch auf Landesebene geregelt. Viele Berufe werden im sogenannten dualen System ausgebildet, in dem ein Lehrbetrieb einen Auszubildenden einstellt und in der Berufspraxis ausbildet. Die Auszubildenden erhalten zusätzlich an einer Berufsschule theoretischen Unterricht und müssen hierzu vom Ausbildungsbetrieb freigestellt werden. Die Grundstruktur für diese Berufe ist auf Bundesebene durch die Vorgaben der Kultusministerkonferenz sowie die Ausbildungs- und Prüfungsverordnungen geregelt. Einige Bundesländer ergänzen diese Vorgaben durch länderspezifische Rahmenlehrpläne.

Die Pflegeausbildungen gehen wie auch einige andere Berufsausbildungen einen Sonderweg, indem sie durch ein bundeseinheitliches Berufsgesetz (Altenpflege- und Krankenpflegegesetz) sowie die dazugehörigen Ausbildungs- und Prüfungsverordnungen geregelt werden. Die Zuständigkeit liegt für die Altenpflegeausbildung beim Bundesministerium für Familie, Senioren, Frauen und Jugend, für die Gesundheits- und Krankenpflegeausbildung beim Bundesministerium für Gesundheit. Dadurch unterscheiden sich Finanzierung und Schulform sowohl zwischen den Berufen als auch in den Bundesländern.

Beratung

Wenn sich jemand in eine Beratung begibt, sucht er einen Rat. Das bedeutet, dass der Rat-Geber über einen Wissensvorsprung verfügen sollte. Ein beratendes Gespräch wird sich aber von einer reinen Informationsweitergabe insofern unterscheiden, als der Rat-Suchende nicht nur Informationen erhält, sondern auch Begleitung im Abwägen des Nutzens der Informationen. Er berät sich mit dem Ratgeber.

Beratung gibt es in verschiedenen Kontexten:
- als eher praktische Anleitung zur Entscheidungsfindung, z.B. als Rechtsberatung, Berufsberatung, im Kontakt zwischen Händler und Kunde
- als eher unterstützende Hilfe in Bereichen sozial-pflegerischer Arbeit, z.B. Schuldnerberatung, Jugendberatung, Schwangerschaftskonfliktberatung, aber auch Beratung von Patienten und deren Angehörigen, wie es sich als pflegerische Aufgabe stellt
- als Unterstützung und Qualifizierung beruflichen Handelns in sozialpflegerischen Arbeitsfeldern; hier wird dann von Supervision oder Coaching gesprochen

Die Kunst der Beratung besteht nicht nur im umfassenden, aktuellen Wissen innerhalb eines Beratungsfeldes, sondern vor allem darin, den Ratsuchenden zu unterstützen, ohne ihn zu bevormunden. Hierzu stehen beratenden Personen verschiedene Methoden und Ansätze zur Verfügung.

Berufliche Erwachsenenbildung

Erwachsenenbildung (Andragogik) bezeichnet mehr oder weniger organisierte (institutionalisierte) Lernangebote für Menschen im Erwachsenenalter [→Kap.3.4]. Bei vielen Definitionen für Erwachsenenbildung wird zusätzlich vorausgesetzt, dass der erwachsene Lernende bereits eine erste (allgemeinbildende) Lernphase abgeschlossen hat, z.b. durch Erreichen eines bestimmten Schulabschlusses. Erwachsenenbildung unterscheidet sich von der klassischen, sich auf Kinder oder jugendliche Lernende beziehenden Unterrichtspädagogik dadurch, dass sie durch verschiedene Methoden und Ansätze die Erfahrungen und Lebenswelten des erwachsenen Lerners berücksichtigt. Nicht selten verfolgt Erwachsenenbildung emanzipatorische Ziele, wie sie z.b. in der Arbeiter- bzw. Gewerkschaftsbildungsbewegung zum Tragen kam. In dieser Tradition sehen sich bis heute die Volkshochschulen, Abendschulen („Abendgymnasium"), aber auch zahlreiche Verbände und Initiativen.

Hiervon unterscheidet sich die berufliche Erwachsenenbildung. Sie verfolgt den Zweck, berufliche Kompetenzen zu vermitteln, um dadurch einen Beruf grundständig zu erlernen oder sich in einem bestimmten Beruf fort- oder weiterzubilden (→Fortbildung, →Weiterbildung). Auch berufsübergreifende →Fähigkeiten, Fertigkeiten oder Wissen (z.b. Computeranwendungen) können in der beruflichen Erwachsenenbildung vermittelt werden.

Im Rahmen der Erwachsenenbildung spielt „lebenslanges →Lernen" eine große, wenn auch nicht unumstrittene Rolle. Daher steht bei vielen erwachsenenbildnerischen Konzepten die Vermittlung von Methodenkompetenz im Vordergrund.

Berufliche Handlungskompetenz

Der Begriff „Kompetenz" [→Kap. 1.1.4] kommt in sehr unterschiedlichen Verwendungen vor. Hier werden die Ausführungen der Kultusministerkonferenz (KMK) aufgegriffen, die im Zusammenhang mit dem →Lernfeldkonzept „Handlungskompetenz" zum Bildungsziel erklärt hat.

Unter Handlungskompetenz wird „die Bereitschaft und Befähigung des Einzelnen" verstanden, „sich in beruflichen, gesellschaftlichen und privaten Situationen sachgerecht durchdacht sowie individuell und sozial verantwortlich zu verhalten. Handlungskompetenz entfaltet sich in den Dimensionen von Fachkompetenz, Humankompetenz und Sozialkompetenz" (KMK 2007, S. 10).

Kompetenzen bringen Lernende in die Ausbildung mit und sie werden dort weiter entfaltet. Kompetenzen münden über die Berufsausbildung hinweg in einen Prozess lebenslangen Lernens.

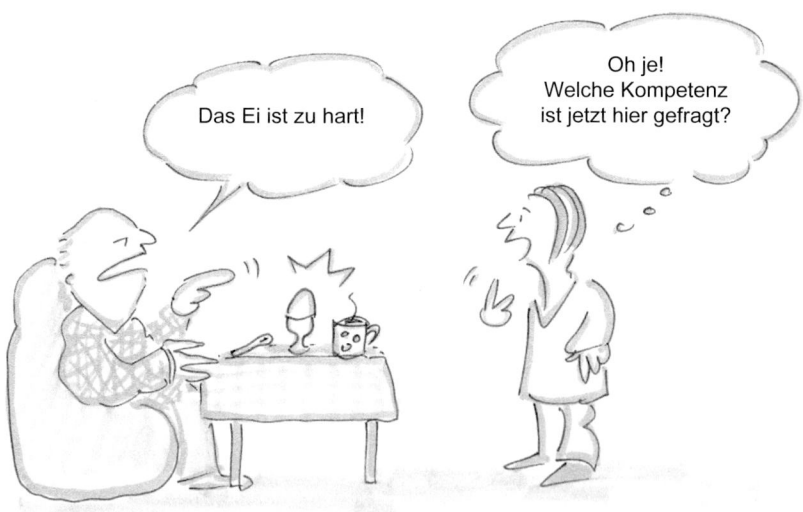

Im Folgenden wird näher erläutert, was unter den einzelnen Kompetenzen verstanden wird:

„**Fachkompetenz** bezeichnet die Bereitschaft und Befähigung, auf der Grundlage fachlichen Wissens und Könnens Aufgaben und Probleme zielorientiert, sachgerecht, methodengeleitet und selbstständig zu lösen und das Ergebnis zu beurteilen.

Humankompetenz (oder **Personalkompetenz**, Anm. d. V.) bezeichnet die Bereitschaft und Befähigung, als individuelle Persönlichkeit die Entwicklungschancen, Anforderungen und Einschränkungen in Familie, Beruf und öffentlichem Leben zu klären, zu durchdenken und zu beurteilen, eigene Begabungen zu entfalten sowie Lebenspläne zu fassen und fortzuentwickeln. Sie umfasst Eigenschaften wie Selbstständigkeit, Kritikfähigkeit, Selbstvertrauen, Zuverlässigkeit, Verantwortungs- und Pflichtbewusstsein. Zu ihr gehören insbesondere auch die Entwicklung durchdachter Wertvorstellungen und die selbstbestimmte Bindung an Werte.

Sozialkompetenz bezeichnet die Bereitschaft und Befähigung, soziale Beziehungen zu leben und zu gestalten, Zuwendungen und Spannungen zu erfassen und zu verstehen sowie sich mit Anderen rational und verantwortungsbewusst auseinanderzusetzen und zu verständigen. Hierzu gehört insbesondere auch die Entwicklung sozialer Verantwortung und Solidarität.

Bestandteil sowohl von Fachkompetenz als auch von Humankompetenz als auch von Sozialkompetenz sind Methodenkompetenz, kommunikative Kompetenz und Lernkompetenz.

Methodenkompetenz bezeichnet die Bereitschaft und Befähigung zu zielgerichtetem, planmäßigem Vorgehen bei der Bearbeitung von Aufgaben und Problemen (zum Beispiel bei der Planung der Arbeitsschritte).

Kommunikative Kompetenz meint die Bereitschaft und Befähigung, kommunikative Situationen zu verstehen und zu gestalten. Hierzu gehört es, eigene Absichten und Bedürfnisse sowie die der Partner wahrzunehmen, zu verstehen und darzustellen.

Lernkompetenz ist die Bereitschaft und Befähigung, Informationen über Sachverhalte und Zusammenhänge selbstständig und gemeinsam mit Anderen zu verstehen, auszuwerten und in gedankliche Strukturen einzuordnen. Zur Lernkompetenz gehört insbesondere auch die Fähigkeit und Bereitschaft, im Beruf und über den Berufsbereich hinaus Lerntechniken und Lernstrategien zu entwickeln und diese für lebenslanges Lernen zu nutzen."

— *KMK 2007, S. 11*

Berufliche Identität

Der lateinische Begriff *idem* = derselbe, dasselbe ist die Wurzel unseres Fremdwortes Identität.

Menschen beziehen ihre Identität aus einer Zugehörigkeit zu sozialen Kontexten, Traditionen oder Wertvorstellungen.

Eine berufliche Identität [→Kap. 11] kann entstehen, wenn ein Arbeitsfeld Wertvorstellungen, Umgangsformen und Organisationsstrukturen aufweist, mit denen man sich identifizieren kann. Dies geht oft über fachliche und objektiv benennbare Kriterien hinaus und kann ein sehr persönlicher, manchmal unbewusster Prozess sein.

Zur Entwicklung einer beruflichen Identität ist es notwendig, eine persönliche Motivation für die Tätigkeit zu haben. Wer kein leitendes Motiv findet, einen pflegerischen Beruf auszuüben, wird keine berufliche Identität in seinem Berufsleben als Pflegende finden. Allerdings bietet der Pflegeberuf unterschiedliche Möglichkeiten, eine Identität zu finden, sei es in verschiedenen Arbeitsfeldern, im Management oder im pädagogischen Bereich.

Beurteilungsfehler

Beurteilungsfehler sind Fehleinschätzungen, die durch eine veränderte oder vorgeprägte Wahrnehmung hervorgerufen werden. Diese Wahrnehmungsfehler lassen sich beim Aufeinandertreffen von Personen kaum vermeiden. Jedoch sollte sich die beurteilende Person dieser möglichen Fehler bewusst sein und ihre Beurteilung ggf. dahingehend reflektieren. Problematisch wird es immer dann, wenn Praxisanleitende einem bestimmten Bild von Lernenden verhaftet sind und durch ihre Haltung neue Entwicklungen blockieren.

Typische Beurteilungsfehler sind:

- Halo-Effekt oder Pygmalion-Effekt, auch Überstrahlungsfehler: Ein positiver oder negativer Eindruck von einer bestimmten Eigenschaft eines Menschen „überstrahlt" vorhandene Fehler oder Stärken in anderen Bereichen.
- Erster Eindruck oder Klebeeffekt: Jeder Mensch bekommt bei einer ersten Begegnung mit einem anderen Menschen einen „ersten Eindruck" [→Kap. 6]. Beeinflusst dieser „erste Eindruck" die Beurteilung, spricht man vom Klebeeffekt. Analog zum ersten Eindruck kann auch der letzte Eindruck besonders haften bleiben. Auch dieser kann die Beurteilung positiv oder negativ beeinflussen.
- Übertragungsfehler: Praxisanleitende übertragen ihre Erfahrungen, die sie in der pädagogischen Beziehung mit Lernenden gemacht haben, auf andere Lernende.
- Andorra-Effekt (self-fulfilling-prophecy): Ein Mensch verhält sich so, wie die Menschen es z.B. aufgrund seines Aussehens oder seiner Herkunft erwarten. Trauen Praxisanleitende einer Lernenden viel zu, kann dies ihre Leistungen genauso positiv beeinflussen, wie ein negatives Vorurteil ihre Leistungen auch negativ beeinflussen kann.

Beurteilungskriterien

Beurteilungskriterien [→Kap. 9.4] dienen einer systematischen und transparenten Beurteilung. Sie sind eng verknüpft mit den unterschiedlichen Arbeitsbereichen und ihren pflegerisch-fachlichen Schwerpunkten. Beurteilungskriterien können durch Rahmenrichtlinien oder durch hauseigene Standards festgelegt sein. Im Rahmen der Kompetenzorientierung richten sich die Beurteilungskriterien nach dem Kompetenzmodell. Dennoch müssen für die einzelnen Kompetenzen (z.B. fachliche Kompetenz) sowie die unterschiedlichen beruflichen Handlungsfelder Indikatoren bestimmt werden, an denen der Erwerb der Kompetenzen festgestellt werden kann.

Didaktik

Der Begriff Didaktik [→Kap.3.4] leitet sich aus dem Griechischen ab und umschließt von seinem Ursprung her sowohl das Lehren wie auch das →Lernen. Heute bezeichnet Didaktik die Wissenschaft vom Lehren und Lernen und umfasst sowohl schulisches Lehren und Lernen als auch (berufs-)praktische Anweisung und Ausbildung. Die Didaktik als Wissenschaft hat zum Ziel, Lehrenden eine Handlungsorientierung zum Lehren und Lernbegleiten zu geben.

Fähigkeiten und Fertigkeiten

Fähigkeit ist ein Vermögen oder die Voraussetzung, in bestimmter Weise zu handeln. Fähigkeiten sind als Anlage vorhanden und können nur verbessert oder weiterentwickelt werden. Wer z.B. aufgrund seiner feinmotorischen Voraussetzungen nicht in der Lage ist, mit kleinen Gegenständen zu hantieren, wird nie ein guter Uhrmacher werden.

Wessen Feinmotorik jedoch gut ausgeprägt ist, der wird die Fertigkeiten, also Teilbereiche der Tätigkeiten eines Uhrmachers [→Kap. 2.2] erlernen und ausprägen können, die benötigt werden, um im kleinen Gehäuse einer Armbanduhr zurechtzukommen.

Fertigkeiten werden schließlich beinah automatisch beherrscht. Fähigkeiten und Fertigkeiten werden in beruflicher Handlungskompetenz sichtbar. Um Fertigkeiten zu erwerben und Fähigkeiten auszubilden, bedarf es eines Lernprozesses, in dem die verschiedenen Bestandteile einer Handlung bewusst gelernt und geübt werden [→Kap. 8.2].

Eine patientenbezogene pflegerische Handlung ist nie nur das Ausüben einer Technik, also einer Fertigkeit. Wer einen dekubitusgefährdeten Patienten lagert, muss zwar die Fertigkeit besitzen, dies richtig zu tun. Er wird jedoch ohne die Fähigkeit der Wahrnehmung und Beziehungsgestaltung eventuell übersehen, dass er dem Patienten dabei Schmerzen zufügt. Ist diese Fähigkeit vorhanden und geschult, wird der →Transfer schmerzfrei möglich sein bzw. so begleitet werden, dass er vom Patienten besser angenommen werden kann.

Feedback

Feedback [→Kap. 9.2.3] kommt aus dem Englischen und bedeutet Rückkopplung. Technisch gesehen nehmen Ausgangs- und Eingangssignal aufeinander Einfluss. In personenbezogenen Situationen bedeutet Feedback, eine Rückmeldung auf die Situation oder ein bestimmtes Verhalten zu geben. Man spricht auch von sozialem Feedback.

Feedback kann sowohl positiv als auch negativ ausfallen, sollte aber immer mit einem Ziel verbunden sein. Gelungenes Feedback hilft Personen, es dient der persönlichen Weiterentwicklung des Gegenübers. Es ist auf die Sache bezogen, die Persönlichkeit des Gegenübers wird nicht angegriffen oder verletzt. Zusätzlich unterscheidet man zwischen einem objektiven Feedback auf Basis gemeinsamer Maßgaben (z.B. Beurteilungskriterien) und einem subjektiven Feedback, das die eigenen Sichtweisen, Wünsche und Bedürfnisse mitberücksichtigt. Wichtig ist, dass subjektive Aspekte auch als solche gekennzeichnet werden müssen („Mir persönlich gefällt besonders gut, dass Sie …"). Auch Ich-Botschaften helfen, die subjektiven Anteile einer Botschaft so zu formulieren, dass sie vom Gegenüber als solche wahrgenommen werden können.

Gelungenes Feedback ist
- gewünscht,
- nah am Geschehen,
- sachlich richtig und klar,
- aufbauend und wertschätzend,
- konkret,
- angemessen und
- ehrlich.

Fortbildung

Der Begriff Fortbildung [→Kap. 3.1] beinhaltet, dass die Bildung einen Fortschritt mit sich bringen soll. Das Berufsbildungsgesetz definiert berufliche Fortbildung als Maßnahmen zum Erhalt, zur Anpassung oder zur Erweiterung der beruflichen Handlungsfähigkeit. Umschulungen, die einer beruflichen Veränderung dienen, sind demzufolge keine beruflichen Fortbildungen, ebenso wenig wie gewöhnliche Einarbeitungsmaßnahmen.

Über die Definition hinaus gibt es aber keine gesetzliche Regelung für Maßnahmen der beruflichen Fortbildung. Diesbezügliche Rechte und Pflichten für Arbeitnehmer müssen deshalb in Tarifverträgen oder Betriebsvereinbarungen verankert werden. Ist dies nicht der Fall, besteht kein allgemeiner Anspruch auf Genehmigung und Förderung beruflicher Fortbildung.

Institutionen, in denen gepflegt wird, werden ein Interesse daran haben, ihre Mitarbeitenden zur Fortbildung zu verpflichten. Die Qualität ist abhängig von der Kenntnis des jeweiligen Standes der Künste, dieser kann nur durch Fortbildungen vermittelt werden. Wichtig ist es für Pflegende immer, sich über die Rahmenbedingungen, z.B. die Finanzierung von Fortbildungen, genau zu informieren

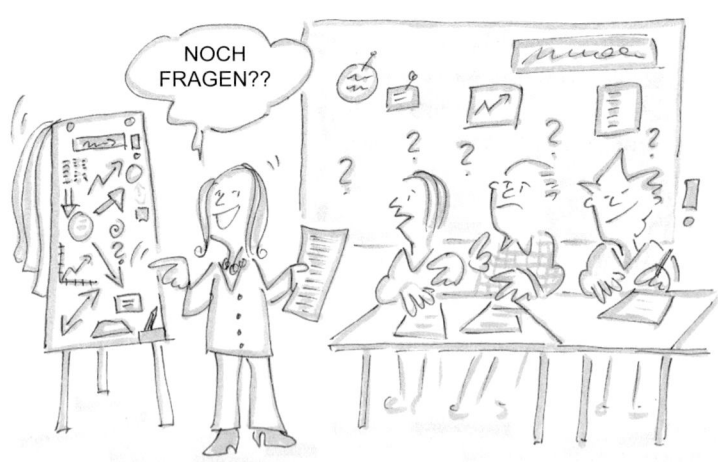

Gesprächsführung

Ein Gespräch ist ein verbaler oder auch schriftlicher Kontakt. Es kann in verschiedenen Kontexten stattfinden, z.b. beruflich oder privat, und weist unterschiedliche Atmosphären auf, z.B. heiter, intim, erregt, aggressiv. Ein Gespräch hat ein körperliches, ein virtuelles (Telefonat) oder auch ein spirituelles Gegenüber, z.b. im Gebet.

Die Führung in einem Gespräch [→Kap. 6.1.3] zu übernehmen erfordert, sich der normalen Teilnahme zu entziehen. Es ist mehr als die Steuerung eines Gespräches, was man auch als Moderation bezeichnet.

Die Gesprächsführung beinhaltet ein bestimmtes Ziel oder eine bestimmte Haltung. Ein Arbeitgeber wird z.b. in einem Bewerbungsgespräch die Gesprächsführung mit dem Ziel übernehmen, einen möglichst differenzierten Eindruck vom Bewerber zu erhalten.

Im psycho-sozialen bzw. pädagogischen Kontext werden Gespräche oft mit einer Haltung geführt, die durch den klientenzentrierten Ansatz nach Carl Rogers geprägt und geschult ist.

Diese beruht auf drei Aspekten der Haltung zum Gegenüber:
- Annahme und Wertschätzung
- Einfühlung (Empathie)
- Echtheit (→Kongruenz)

Eine Gesprächsführung nach diesen Grundsätzen erfordert Schulung und Übung, denn sie folgt anderen Gesetzmäßigkeiten als ein Gespräch unter Freunden oder Kollegen, auch als Gespräche z.b. zwischen Dienstleistern und Kunden.

Handlungssituationen

Handlungssituationen sind komplexe Situationen aus dem beruflichen Alltag, die nicht vorhersehbar sind. Sie bündeln viele Anforderungen und können weniger durch schulisches Wissen bewältigt werden als durch Erfahrungswissen und Routinehandeln. Handlungssituationen sind wichtige Elemente im →Lernfeldkonzept.

Kommunikation

Kommunikation ist der wechselseitige Austausch von Informationen oder Nachrichten, die sowohl explizite (klar ausgedrückte) als auch implizite (unterschwellige) Anteile besitzen. Sie bestimmt die Aufnahme von zwischenmenschlichen Beziehungen, deren Form und Aufrechterhaltung. Kommunikation ist Kontakt(-aufnahme) und geschieht bewusst oder unbewusst in allen Lebenslagen. Man unterscheidet:

1. verbale (sprachgebundene) Kommunikation
2. nonverbale (wortlose) Kommunikation in Form von Mimik, Gestik, Verhalten im Raum oder Körperhaltung (wird häufig mit Körpersprache gleichgesetzt)
3. paraverbale Kommunikation durch sprachliche Ausdrucksformen wie z.b. Wortwahl, Formulierung, Stimmlage, Lautstärke oder Tonfall

Eine gelungene Kommunikation ermöglicht, dass verständliche Informationen fließen.

Kongruenz

Kongruenz [→Kap. 6.1.2] oder Echtheit beschreibt die Übereinstimmung mit sich selbst. Diese Übereinstimmung basiert auf dem Wahrnehmen der eigenen Emotionen, die im Kontakt mit anderen Personen auftreten. Die wahrgenommenen Emotionen werden nicht verdrängt, sondern angenommen. Das bringt Klarheit und Echtheit mit sich. Für das Gegenüber äußerst sich dies in einer Übereinstimmung von verbalen und nonverbalen Äußerungen und kann auch als Selbstkongruenz, Selbstaufrichtigkeit und Ohne-Fassade-Sein bezeichnet werden.

Lernen

Der Begriff Lernen [→Kap. 1] wird in den verschiedenen wissenschaftlichen Disziplinen mit unterschiedlichem Schwerpunkt definiert. Grob unterschieden werden können eine pädagogische, eine psychologische sowie eine neurowissenschaftliche Sichtweise. In einer weitgehend akzeptierte Definition wird Lernen als ein Prozess beschrieben, der auf Erfahrung aufbaut und zu Veränderungen im Verhalten oder Verhaltenspotenzial führt. Diese Veränderungen können inzwischen durch neurobiologische Messungen auch im Gehirn nachgewiesen werden. Dennoch ist die direkte Lernerfolgsmessung in der Regel nur über Umwege möglich, z.B. in Form eines Tests.

Lernen ist ein lebenslanger Prozess. Gelernt wird eigentlich immer und in jedem Alter. Was Lernende aufnehmen und wie tief es sich einprägt, hängt wesentlich von Emotionen und Motivationen sowie vom Umfeld, in dem gelernt wird, ab. Lernen geschieht durch Erleben und durch das Interpretieren des Erlebten.

Grundsätzlich kann man informelles von formellem Lernen (oder implizites von explizitem Lernen [→Kap. 4]) unterscheiden. Während formelles Lernen in der Regel durch geplantes Lehren (z.B. durch eine Lehrende oder ein Unterrichtswerk) erfolgt, geschieht informelles Lernen beiläufig (en passant). Es wird auch intentionales Lernen genannt. Es vollzieht sich wie nebenbei in aktuellen Lebens- und Arbeitszusammenhängen und damit überwiegend jenseits formeller und strukturierter Lehr-Lern-Prozesse, wie sie für Schule kennzeichnend sind. Informelles Lernen wirkt gegenüber dem formellen Lernen emotional tiefer und nachhaltiger. Vor allem in der beruflichen Bildung erfolgt Lernen häufig en passant. Lernen ist dann besonders erfolgreich, wenn es innerhalb von Handlungen stattfindet. Lernen kann als „denkendes Tun" bezeichnet werden.

Aufgabe von Praxisanleitenden ist es, Lernen sowohl im Arbeitsalltag zu unterstützen als auch durch geplante Lernarrangements wie z.B. Lernaufgaben [→Kap. 8] zu begleiten.

Lernfeldkonzept

Seit Mitte der 1990er Jahre hat das Lernfeldkonzept [→Kap. 2.3] Eingang in die Rahmenlehrpläne der meisten beruflichen Ausbildungsgänge gefunden. Das Lernfeldkonzept als didaktisches Konzept für die berufliche Bildung stellte einen Perspektivwechsel dar: Die Lernenden und ihr Kompetenzerwerb rücken konsequent in den Blick, systematisches Wissen wird in berufliche Situationen „eingehängt", handlungswirksames Wissen soll erworben werden.

Auch wenn das Lernfeldkonzept für die Gesundheits- und (Kinder-)Krankenpflegeausbildung nicht verbindlich ist, beziehen sich viele curriculare Ansätze darauf. Über die Art und Weise der didaktischen Umsetzung wird jedoch immer noch viel diskutiert. In der Altenpflegeausbildung ist das Lernfeldkonzept zwar verbindlich, allerdings stellt sich die Umsetzung auch hier vielerorts als fragwürdig dar.

Das Lernfeldkonzept geht davon aus, dass sich ein Beruf über spezifische berufliche Handlungsfelder abbilden lässt, die wiederum durch einzelne berufliche Handlungssituationen konstituiert sind. Diese Handlungsfelder bzw. Handlungssituationen werden didaktisch, d.h. nach bestimmten Kriterien zu Lernfeldern bzw. Lernsituationen, aufbereitet.

Eine der brisantesten Fragen in der Umsetzung des Lernfeldkonzeptes ist die nach der Herkunft bzw. Erschließung der Handlungsfelder und Handlungssituationen und in der Folge der Lernfelder und Lernsituationen. Einige Rahmenlehrpläne und Curricula setzen die Themenschwerpunkte der Ausbildungs- und Prüfungsverordnung der Gesundheits- und (Kinder-)Krankenpflegeausbildung mit Lernfeldern gleich. Betrachtet man jedoch tatsächliche Handlungsfelder, fällt auf, dass die Themenschwerpunkte eher quer zu empirisch ermittelten Handlungs- bzw. Lernfeldern liegen (vgl. Walter 2008b). Es fehlt also Forschung, die mehr Aufschluss über tatsächliche Handlungs- bzw. Lernfelder gibt.

Lernortkooperation

Der Begriff stammt aus der Berufspädagogik und bezeichnet allgemein die Zusammenarbeit zwischen allen Lernorten [→Kap. 1.2] in der dualen Berufsausbildung. Zwischen den Lernorten sollte eine Ausbildungspartnerschaft bestehen, die sich auf inhaltliche und strukturelle Aspekte bezieht. Lernortkooperation ist eine der wichtigsten Voraussetzungen für das Gelingen beruflicher Ausbildung.

Zu beachten ist, dass die Lernorte z.T. unterschiedliche Ziele verfolgen, weshalb den Kooperationsbemühungen eine Vorstellung von Kompetenzerwerb zu Grunde liegen sollte. Eine exakte didaktische Parallelität der Ausbildung in Betrieb und Schule wird nur selten gegeben sein. Mit diesem Phänomen gilt es konstruktiv umzugehen.

Konkrete Beispiele für Lernortkooperation in der Pflegeausbildung sind:

Strukturell

- regelmäßige Treffen zwischen den an der Ausbildung Beteiligten
- Instrumente für die praktische Ausbildung liegen vor (z.B. Praxisaufträge)

Inhaltlich

- Praxisanleitende formulieren ein Lernangebot für ihre Abteilung und stellen dieses in der Schule zur Diskussion
- Lehrende formulieren einen Praxisauftrag und stellen diesen den Praxisanleitenden zur Diskussion
- Lehrende und Praxisanleitende tauschen sich über die Lernfortschritte und Entwicklungsmöglichkeiten einzelner Lernender aus

Lernsituationen

Lernsituationen [→Kap. 8.1] sind didaktisch aufbereitete →Handlungssituationen und wichtige Elemente im →Lernfeldkonzept.

Lernwerkstatt

Die Lernwerkstatt ist ein geschützter Lernort, der zwischen Schule und Berufspraxis angesiedelt ist und dem Skillslab (engl. *skills* = Kompetenzen, Fähigkeiten, Fertigkeiten, Können) verwandt ist. Die Lernwerkstatt ist neben Schule und Betrieb ein „dritter Lernort". Sie ist zugleich Übungs- und Reflexionsraum. Hier können Lernende und ggf. auch Pflegende in simulierter Realität modellhaft pflegerische Techniken bzw. Einzelhandlungen üben [→Kap. 8], Fragen stellen, Unsicherheiten klären und Probleme lösen. Lernende besuchen zu festgelegten Zeiten die Lernwerkstatt und verfolgen hier verbindliche Lernprojekte, die von Lehrenden (oder Skillstrainern) begleitet werden. Wesentliche Merkmale der Lernwerkstatt sind:

- Lernende arbeiten allein oder in Gruppen mit Lernaufträgen, die →Lernziele und Lernwege vorgeben.
- Lernende werden zu selbstorganisiertem Lernen angeregt.
- „Simulationspatienten" schaffen Übungsmöglichkeiten in Lernsituationen, die sich realen Praxissituationen annähern.
- (Vor-)Wissen, Handeln und Können werden mit neuen Erfahrungen unmittelbar verknüpft.
- Ein nach bestimmten Merkmalen geplantes Feedback (ggf. durch Videoaufnahmen gestützt) regt zur vertieften Auseinandersetzung mit den Inhalten aus unterschiedlichen Perspektiven an.
- Die Lernwerkstatt ist mit Lehr- und Lernmitteln umfangreich ausgestattet.

Lernziele

Lernziele [→Kap. 5.4] beschreiben möglichst genau das, was Lernende in einem Lernprozess erreichen sollen. In der Berufsbildung weisen Lernziele zwar auf übergeordnete →berufliche Handlungskompetenzen hin, also auf langfristiges berufliches Können. Sie beziehen sich jedoch eher auf das, was Lernende *jetzt* wissen, beobachten, ausprobieren und üben sollen. Lernziele geben im Moment des Lehrens und Lernens die Richtung vor. Sie gelten für eingegrenzte Zeiträume oder konkrete Lern- und Anleitungssituationen. Lernziele können in unterschiedliche Arten klassifiziert werden, z.B.:

- nach ihrer Reichweite (Richt-, Grob-, Feinziele)
- nach unterschiedlichen Anforderungen, die sie benennen (kognitive, affektive, psychomotorische Lernziele)
- nach dem Ausmaß ihrer Komplexität (z.B. soll ein Lernender die Folge einer pflegerischen Handlung nur kennen oder auch anwenden oder ggf. begründet verändern)

Die Idee der Lernziele geht auf den Behaviorismus zurück – einer psychologischen Verhaltenstheorie aus den USA. Sie begreift →Lernen als Wachstum, das konkret beobachtet und beschrieben werden kann. Leider sind viele Lern- und Entwicklungsprozesse eher langfristig angelegt. Lernergebnisse können deshalb weniger direkt beobachtet werden.

Methodik

Methodik [→Kap. 8.2] beschreibt die Art und Weise, wie der Zusammenhang von Lehren und Lernen organisiert ist. Dies kann sich auf klassische Unterrichtssituationen genauso wie auf Anleitungssituationen in der praktischen Berufsausbildung beziehen. Methodisches Handeln ist dabei mehr als der Einsatz einer bestimmten „Unterrichtsmethode", es ist immer auch durch die Persönlichkeit von Lehrenden und Lernenden, Lehr- und Lernziele sowie durch die Interaktion und Verständigung zwischen allen Beteiligten bestimmt.

Dabei stehen Lehr- bzw. Lerninhalt immer in Wechselwirkung miteinander. Es gibt nicht DIE geeignete Methode, sehr wohl können geeignete Methoden den Lernweg so strukturieren, dass Lernende erfolgreich lernen können. In der →Erwachsenenbildung ist es durchaus sinnvoll, den Lernenden die Auswahl der Methoden zu begründen oder sogar freizustellen. Methodenvielfalt kann auflockernd wirken, wobei auf der anderen Seite der Einsatz weniger Methoden Lernenden eine Orientierung auf die eigentlichen Lernziele erleichtern kann.

Noten

Noten sollen den Leistungsstand von Lernenden widerspiegeln [→Kap. 9.2]. Dazu bedient man sich in Deutschland klassischerweise eines Notenspektrums von 1 (sehr gut) bis 6 (mangelhaft). Ob und wie sinnvoll eine solche Notenskalierung ist, ist umstritten. Dennoch wird im allgemeinbildenden Schulbereich, aber auch in weiten Teilen des tertiären Bildungssystems (berufliche und universitäre Bildung) mit diesem Notensystem gearbeitet. Um die Notengebung transparent zu gestalten, muss im Vorfeld einer Beurteilung ein Leistungsäquivalent zur Note formuliert werden. In Tests kann dies recht einfach z.B. über die erreichte Punktzahl erfolgen. Im praktischen Bereich muss mit verschiedenen →Beurteilungskriterien gearbeitet werden.

Das Gesetz setzt in den § 4 AltPflAPrV und § 7 KrPflAPrV folgenden
Maßstab für die Vergabe schriftlicher, mündlicher und praktischer Noten
in den Pflegeausbildungen vor:

- „sehr gut" (1), wenn die Leistung den Anforderungen in besonderem Maße entspricht (bei Werten bis unter 1,5)
- „gut" (2), wenn die Leistung den Anforderungen voll entspricht (bei Werten von 1,5 bis unter 2,5)
- „befriedigend" (3), wenn die Leistung im Allgemeinen den Anforderungen entspricht (bei Werten von 2,5 bis unter 3,5)
- „ausreichend" (4), wenn die Leistung zwar Mängel aufweist, aber im Ganzen den Anforderungen noch entspricht (bei Werten von 3,5 bis unter 4,5)
- „mangelhaft" (5), wenn die Leistung den Anforderungen nicht entspricht, jedoch erkennen lässt, dass die notwendigen Grundkenntnisse vorhanden sind und die Mängel in absehbarer Zeit behoben werden können (bei Werten von 4,5 bis unter 5,5)
- „ungenügend" (6), wenn die Leistung den Anforderungen nicht entspricht und selbst die Grundkenntnisse so lückenhaft sind, dass die Mängel in absehbarer Zeit nicht behoben werden können (bei Werten ab 5,5)

Pädagogik

Das Wort Pädagogik (altgr. *paidagogía*) steht für Erziehung, Unterweisung. Pädagogik als Begriff unserer Zeit beschäftigt sich mit der Theorie und Praxis von Bildung und Erziehung. Dabei nimmt sie als Wissenschaft sowohl die Bildungs- und Erziehungszusammenhänge als auch das pädagogische Handeln in den Fokus. Man kann in der Pädagogik drei grundlegende Wissenschaftsbereiche voneinander trennen:

1. eine geisteswissenschaftliche Strömung mit einer hermeneutischen (erklärenden, auslegenden) Herangehensweise
4. eine empirische Strömung, die zunehmend auch als Bildungsforschung bezeichnet wird und einen empirisch-analytischen Bezug hat
5. eine kritisch-philosophische Strömung mit einem dialektischen (innere Gegensätze aufdeckenden) Ansatz

Zusätzlich gibt es neben der allgemeinen Pädagogik eine Vielzahl von Unterdisziplinen, die sich mit unterschiedlichen Zielgruppen (z.b. Erwachsenenpädagogik, frühkindliche Pädagogik) und Fragestellungen (z.b. Didaktik und Methodik) beschäftigt.

Professionalisierung

Der Begriff Professionalisierung (lat. *professio* = Gewerbe, Beruf) [→Kap. 1.2] wird für zwei Vorgänge verwendet: zum einen dann, wenn sich ehrenamtliches Tun zu einem Beruf ausbaut (Verberuflichung) und damit eine Tätigkeit wirkungsvoller, qualitativ besser und standardisiert wird, zum anderen, wenn sich ein Beruf zu einer Profession weiterentwickelt. Damit zusammen hängt die systematische Entwicklung von Wissen in einem Berufsfeld, also die Zunahme wissenschaftlichen Wissens. Professionalisierung so verstanden beschreibt den Prozess der Akademisierung eines Berufs.

Eine Profession ist ein Beruf, den folgende Merkmale auszeichnen:

- akademisches Ansehen und der damit verbundene Einfluss
- ein auf Dauer gesicherter Lebensunterhalt
- die Bewältigung herausfordernder Aufgaben (z.b. die gezielte und verantwortliche Ausgestaltung von Nähe und Distanz in pflegerischen Beziehungen)
- eine stabile persönliche und fachliche Haltung (professionelles Selbstverständnis)
- persönliche und sachliche Spielräume der Entscheidung und Gestaltung – auch im Verhältnis zu anderen Berufsgruppen
- ausdifferenzierte berufliche Organisationen (z.b. Pflegekammer), die u.a. professionelle Regelverstöße ahnden
- eine eigene berufliche Ethik

Reflexion

Aristoteles im Griechenland des 3. Jahrhunderts v.Chr. sah es als glücklichen Umstand, als ein Zeichen, dass wir sind: die Möglichkeit, selbst wahrzunehmen, was wir tun. Nichts anderes meinen wir, wenn wir heute von Reflexion [→Kap. 8.3] im Lern- und Berufskontext sprechen.

Pädagogen und sozialtherapeutisch Tätige verstehen unter Reflexion, eine vergangene Situation noch einmal von allen Seiten zu beleuchten und zu analysieren. Aus dem Verständnis heraus, wie sich das Geschehen genau so und nicht anders entwickelt hat, möchten sie für die Zukunft lernen. Dies findet z.B. in Supervisionen oder kollegialen Beratungen in professionell entwickelten Strukturen statt.

Bezogen auf Lern- und Bildungsprozesse wird der Begriff oft pragmatischer verwandt. Zum Beispiel als Element innerhalb einer Anleitungssituation oder Lernaufgabe dient Reflexion dazu, das erprobte Handeln zu verbessern oder angeeignetes Wissen zu befestigen.

Routinen

Routinen [→Kap. 4.3.1] sind automatisierte und erfahrene Handlungen, die Personen in eingeschliffenen Arbeitsabläufen flüssig und gewandt vollziehen, ohne darüber nachdenken oder diese kontrollieren zu müssen. Routiniertes Handeln ist ökonomisch, weil es wenig Aufmerksamkeit bindet und in gefährlichen und stressigen Handlungssituationen entlastet. Routinen sichern ab, dass Personen handlungsfähig bleiben und gedankliche und emotionale Ressourcen freisetzen können, um eine akute Situation erfolgreich zu bewältigen.

Die Auffassungen über Routinen von Lehrenden und Lernenden sind jedoch verschieden. Einerseits werden Routinen als höchste Stufe des Erwerbs pflegepraktischer Kompetenzen angesehen. Andererseits gehen Lehrende und Lernende davon aus, dass sich in Routinen nicht korrekte oder unzureichende Handlungsweisen zeigen.

Das Ausbilden von Routinen ist ein langsamer und stetiger Prozess, der von verschiedenen Aspekten abhängt, z.B.:

- Pflegerische Einzelhandlungen werden gezielt geübt, und hier besonders die Aspekte Technik und Informieren [→Kap. 8.1.2].
- In diesem Zusammenhang werden Ablaufschemata, Merksätze und Prinzipien vermittelt.
- Übungen müssen gut begleitet und kommunikativ unterstützt werden (z.B. durch lautes Denken).
- Handlungen sollten so lange wiederholt werden, bis Bewegungs- und Arbeitsabläufe flüssig sind.
- Routinen können nicht unabhängig vom Ort pflegerischen Handelns ausgebildet werden, sie werden also in und für einen bestimmten Arbeitsbereich entwickelt und müssen in einem für die handelnde Person neuen Arbeitsumfeld neu verflüssigt werden.

Selbstgesteuertes Lernen

Im Sprachgebrauch werden „selbstgesteuertes", „selbstorganisiertes" und „selbstbestimmtes Lernen" in der Regel gleichgesetzt, während die Begriffe in der Literatur voneinander unterschieden werden. Selbstgesteuert oder selbstbestimmt lernen eher Individuen. Selbstorganisiert lernen Gruppen in der Schule. Allen drei Begriffen gemeinsam ist, dass sie das selber Tun und die Initiative von Lernenden und nicht das Machen von Lehrenden in den Vordergrund stellen. Die *passive* Aufnahme von vorgegebenem Stoff rückt in diesem Konzept in den Hintergrund. Lernende erzeugen beim Lernen *aktiv* Wissen. Sie entscheiden eigenverantwortlich darüber, was sie lernen und wie sie ihre Lernphasen planen und gestalten. Dazu gehören im Einzelnen:

- Themen und Lernbedürfnisse klären und bestimmen
- Ziele für das Lernen formulieren
- Ressourcen klären (z.B. Zeit planen, Unterstützung einholen)
- Methoden, Mittel und Wege sowie persönliche Lernstrategien auswählen
- Ergebnisse prüfen und Lernprozess auswerten

Selbstgesteuertes Lernen [→Kap. 8.2] betont die Mündigkeit Lernender, die ihren Lernprozess eigenständig in die Hand nehmen. Und Lehrende begleiten und beraten Lernende in Lernprojekten.

Da Lernende auch von äußeren Impulsen profitieren, kann der Grad an Selbstorganisation unterschiedlich hoch sein (Verhältnis von Selbst- und Fremdsteuerung im Lernprozess). Der Umfang selbstgesteuerten Lernens hängt auch davon ab, wie nachhaltig allzu vertraute Rollenmuster zwischen Lernenden und Lehrenden aufgebrochen werden können. Lernende wollen nicht immer lernen, wie sie selber wollen, sie möchten zuweilen einfach nur das tun dürfen, was Lehrende von ihnen verlangen.

Setting

Aus dem Englischen übersetzt man diesen Begriff mit „Schauplatz" oder „Anordnung". Im Deutschen benutzt man es auch für Situation, Arrangement oder Umgebung. Bei (Gesprächs-)Situationen im therapeutischen oder beratenden Kontext wird viel Wert auf das Setting gelegt. Dabei ist die Raumausstattung ebenso gemeint wie die Konstellation (Anwesenheit eines Einzelnen oder einer Gruppe). Außerdem beinhaltet das Setting auch die Festlegung bestimmter Techniken, Interventionsformen oder Methoden in der Therapie oder Beratung.

Dies ist wiederum davon abhängig, welcher Schule oder Strömung der Therapeut oder Berater angehört. Der klassische Psychoanalytiker ist auf die obligatorische Couch angewiesen. Ein psychodramatisch geschulter Berater benötigt einen großen Raum mit wenigen Gegenständen, die flexibel als Requisiten des „Dramas" nutzbar sind.

Aus der Kenntnis der Bedeutung des Settings wird jeder Therapeut oder Berater immer darum bemüht sein, der Leiter des Settings zu sein und zu bleiben. Nur so kann er den Prozess steuern.

Transfer

Transfer [→Kap. 1.1.2] bedeutet Übertragung, Überführung. Transfer und Transferförderung haben in pädagogischen Zusammenhängen eine lange Forschungstradition, dennoch fehlt ein einheitliches Begriffsverständnis. Allgemein werden mit Transfer Phänomene erfasst, in denen etwas, das in einem Zusammenhang erlernt wurde, auf einen anderen übertragen wird. Beim Transfer werden zuvor erworbene Kompetenzen zur Erfüllung von aktuellen Anforderungen in neuen beruflichen Situationen verwendet.

In den Untersuchungsergebnissen von Fichtmüller und Walter (2007) finden sich verschiedene Formen dieses Vorgangs, der oft so unbedarft mit Anwenden, Umsetzen oder Übertragen umschrieben wird. Wird er mikroskopisch betrachtet, lassen sich Aufschlüsse darüber gewinnen, warum der Transfer oft nicht gelingt.

Kurz gesagt ist die dominierende Transfervorstellung der ungebrochene (1:1-)Transfer schulisch erlernten expliziten Wissens in das pflegerische Handeln. Wissen wird somit als *Anwendungswissen* verstanden. Es muss hier zwangsläufig zu Diskrepanzerfahrungen kommen, denn Wissen lässt sich oft nicht 1:1 übertragen. Die Deutung der Lernenden ist dann, dass entweder das Wissen nicht praxisnah genug vermittelt wurde, oder aber fehlende Ressourcen (Zeit, Personal) in der Pflegepraxis ein Anwenden verhindern. Explizites Wissen [→Kap. 4.1] wird als praxisuntauglich abgewehrt und abgewertet. Die am Lernprozess Beteiligten verfolgen hier demnach implizit eine Integration von Wissen und Handeln.

Eine andere Haltung wäre die Anerkennung der Diskrepanz zwischen Wissen und Handeln, die reflektiertere Handlungsmöglichkeiten eröffnet. Lernende, Lehrende und Anleitende, die eher davon ausgehen, dass Wissen und Handeln nicht ineinander aufgehen, wählen dann Aushandlungs- und Argumentationsstrategien. Sie verwenden Wissen anders – z.B. zur Reflexion

Weiterbildung

In den Pflegeberufen werden die Maßnahmen als Weiterbildung [→Kap. 2.4.2] bezeichnet, die für erweiterte berufliche Tätigkeiten qualifizieren, wie z.B. Praxisanleitung, Leitungsfunktion, Qualitätsmanagement, oder Fachausbildungen für spezielle Pflegebereiche wie Gerontopsychiatrie, Intensivpflege u.a. Sie werden in den meisten Zusammenhängen auch als Fachweiterbildung bezeichnet und finden in speziellen Bildungseinrichtungen statt. Nach erfolgreicher Teilnahme und teils auch nach einer Abschlussprüfung erhalten die Teilnehmerinnen ein Zertifikat, das abhängig von den jeweiligen Tarifen zu einer höheren Gehaltsstufe führen kann.

Literatur

ARNOLD, ROLF: Aberglaube Disziplin Antworten der Pädagogik auf das „Lob der Disziplin". Carl-Auer, Heidelberg 2007

BOHRER, ANNEROSE: Lernort Praxis kompetent begleiten und anleiten. (2. Auflage). Prodos Verlag, Brake-Unterweser 2009

BUNDESMINISTERIUM für Familie, Frauen, Senioren und Jugend: Charta der Rechte hilfe- und pflegebedürftiger Menschen. Berlin 2006

BUNDESMINISTERIUM für Familie, Senioren, Frauen und Jugend: Die praktische Altenpflegeausbildung Ein Handbuch des Servicenetzwerkes Altenpflegeausbildung für ambulante und stationäre Pflegeeinrichtungen. Berlin 2010

DENZEL, SIEGLINDE: Praxisanleitung für Pflegeberufe Beim Lernen begleiten. (3. Auflage). Georg Thieme, Stuttgart 2007

DEUTSCHE KRANKENHAUS GESELLSCHAFT (DKG): Hinweise der Deutschen Krankenhausgesellschaft zur Finanzierung der Ausbildungskosten nach § 17a KHG für das Jahr 2011.

DIELMANN, GERD: Das Recht der Ausbildung in der Gesundheits- und Krankenpflege. ver.di, Berlin 2010/2011

EVANGELISCHE PFLEGEAKADEMIE DER INNEREN MISSION MÜNCHEN (Hg.): Lernfeldorientiertes Praxisbegleitheft für Pflegeausbildungen. Steuerungsinstrument für kompetenzfördernde Lernprozesse, 1. Ausbildungsjahr. Schlütersche, Hannover, 2007

FICHTMÜLLER, FRANZISKA; WALTER, ANJA: Pflegen lernen – empirische Begriffs- und Theoriebildung zum Wirkgefüge von Lernen und Lehren beruflichen Pflegehandelns. V&R unipress, Göttingen 2007

FICHTMÜLLER, FRANZISKA; WALTER, ANJA: Pflege gestalten lernen – pflegedidaktische Grundlagenforschung. In: Ertl-Schmuck, Roswitha; Fichtmüller, Franziska (Hg.): Theorien und Modelle der Pflegedidaktik Eine Einführung. Juventa Weinheim/München 2010 S.91–123

FORUM AUSBILDUNG – ZEITSCHRIFT FÜR DIE PRAKTISCHE AUSBILDUNG IN GESUNDHEITSBERUFEN: Arbeitsbögen für die praktische Ausbildung (Jg. 1) Heft 1 und 2. Prodos, Brake 2007

GIESE, CONSTANZE: Pflegebildung zwischen Entprofessionalisierung und Akademisierung in: Soziale Arbeit: Zeitschrift für soziale und sozialverwandte Gebiete, April (60.Jg.) 2011, S.129–137

GIESEKE, MARTIN: Ein Lernbegleitbuch zur Sicherung der praktischen Pflegeausbildung – Entwicklung, Gestalt, Inhalte, fachdidaktische Ausrichtung, 2008. Im Internet: http:/www.printernet.info /detail.asp?id=884 (07.09.2011)

GÖRRES, STEFAN ET AL. (Hg.): Auf dem Weg zu einer neuen Lernkultur: Wissenstransfer in der Pflege. Huber Bern 2002

ISFORT, MICHAEL: „Tag für Tag" Deutschlandfunk 21.05.2010

KIRCHHOF, STEFFEN: Informelles Lernen und Kompetenzentwicklung für und in beruflichen Werdegängen. Waxmann Münster, NY, München, Berlin 2007

KULTUSMINISTERKONFERENZ (KMK) Referat Berufliche Bildung und Weiterbildung: Handreichung für die Erarbeitung von Rahmenlehrplänen der Kultusministerkonferenz für den berufsbezogenen Unterricht. Bonn 2007

MARONA-GLOCK, KARIN; HÖHL-SPENCELEY, UTA: Praxisanleitung Anleiter/-innen-Qualifikation in sozialpädagogischen Berufen. Cornelsen Scriptor, Berlin, 2007

MAMEROW, RUTH: Praxisanleitung in der Pflege, 3. überarb. u. erw. Auflage. Springer Medizin, Heidelberg, 2010

MAYER, HANNA; SITTNER, ELISABETH (Hg.): Selbstorganisiertes Lernen – Gelebte Konzepte zur aktiven Herstellung von Wissen. Facultas, Wien, 2006

MINISTERIUM FÜR ARBEIT, GESUNDHEIT UND SOZIALES DES LANDES NORDRHEIN-WESTFALEN: Ausbilden in der Altenpflege Praktischer Rahmenlehrplan. Düsseldorf 2006

MÜLLER, KLAUS: In guten Händen: Gesundheits- und Krankenpflege, Gesundheits- und Kinderkrankenpflege: Lernaufgaben für die praktische Ausbildung. Cornelsen, Berlin, 2007

MÜLLER, KLAUS; KOEPPE, ARMIN: In guten Händen: Gesundheits- und Krankenpflege, Gesundheits- und Kinderkrankenpflege: Handbuch für die praktische Ausbildung. Cornelsen, Berlin, 2008

NUSSBAUMER, GERDA; VON REIBNITZ, CHRISTINE: Innovatives Lehren und Lernen Konzepte für die Aus- und Weiterbildung von Pflege- und Gesundheitsberufen. Huber, Bern, 2008

OELKE, UTA (Hg.): In guten Händen: Gesundheits- und Krankenpflege, Gesundheits- und Kinderkrankenpflege Teil 1. Cornelsen, Berlin, 2007

OELKE, UTA; MENKE, MARION: Gemeinsame Ausbildung. Modellversuch und Curriculum für die theoretische Ausbildung in der Alten-, Kranken- und Kinderkrankenpflege. 2. korrigierte und erweiterte Auflage. Huber, Bern, 2005

OMER, HAIM; VON SCHLIPPE, ARIST: Autorität durch Beziehung Die Praxis des gewaltlosen Widerstands in der Erziehung. Vandenhoek & Ruprecht, Göttingen, 2005

ROBERT BOSCH STIFTUNG (Hg.): Pflege neu denken – Zur Zukunft der Pflegeausbildung. Schattauer, Stuttgart, 2000

SCHWEIGER, PETRA: „Wir haben zwar Geduld, aber keine Zeit". Eine Ethnografie subjektiver Arbeitsstile in der ökonomisierten Altenpflege. Herbert Utz, München, 2011

WALTER, ANJA (Hg.): In guten Händen. Gesundheits- und Krankenpflege Gesundheits- und Kinderkrankenpflege. Lernsituationen Teil 2. Cornelsen, Berlin, 2008

WALTER, Anja: Neues Lernen in der Pflege. In: Heilberufe 2008b, 60. Jg., H. 3, S. 55–57

WALTER, ANJA (Hg.): Sprungbrett Soziales. Arbeitsbuch mit Lernsituationen Betreuung und Pflege von alten Menschen und Menschen mit Behinderungen. Cornelsen, Berlin, 2009

WITTWER, WOLFGANG (Hg.): Methoden der Ausbildung. Didaktische Werkzeuge für Ausbilder. Dr.-Ing. Paul Christiani, Konstanz, 2005

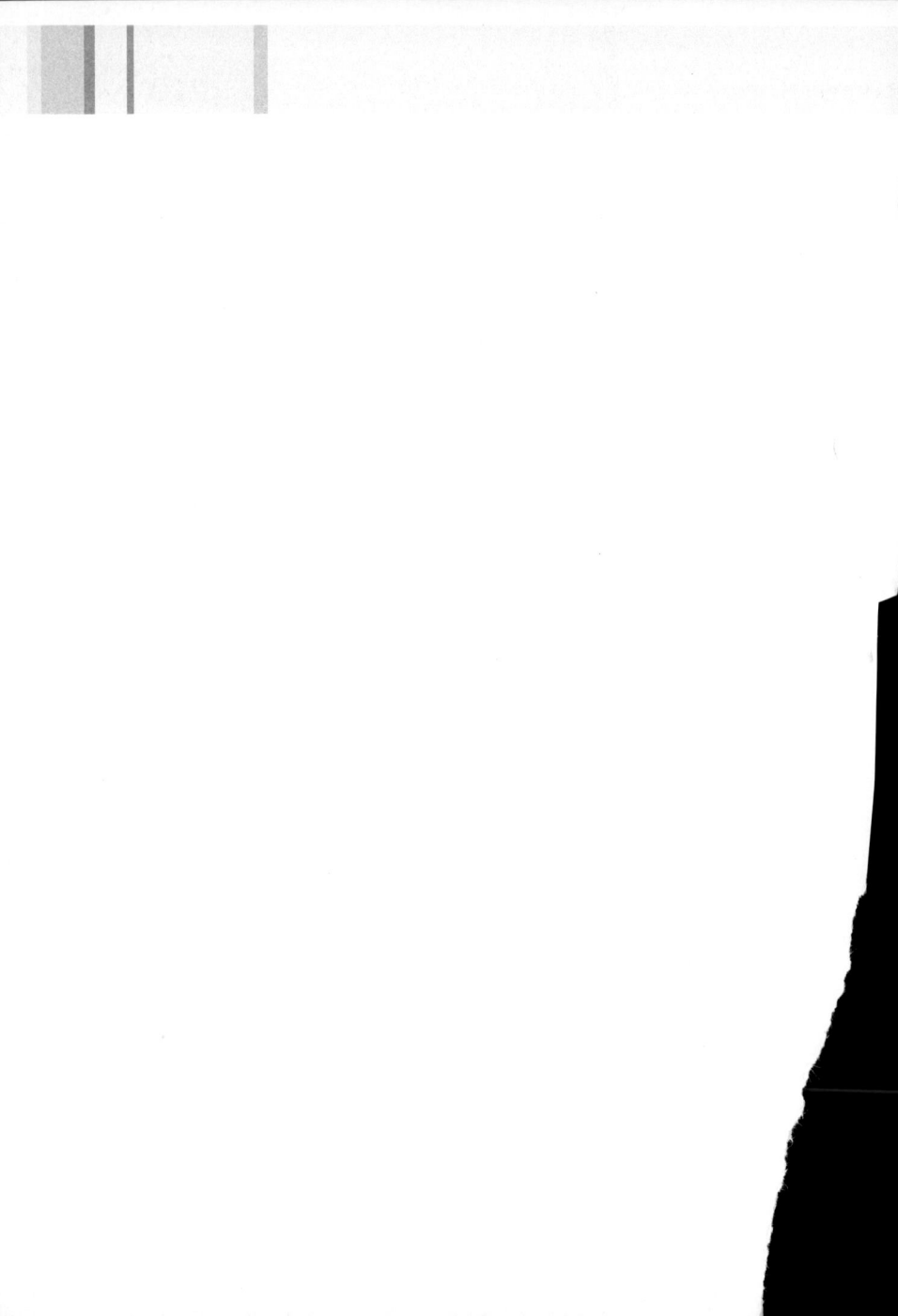

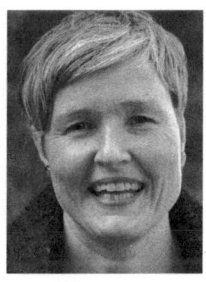 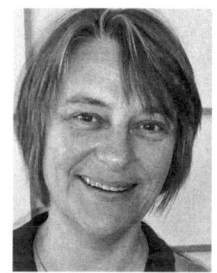 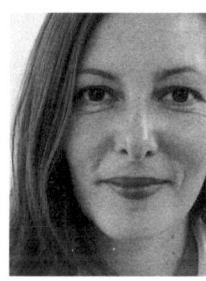

Christine Schulze-Kruschke	Frauke Paschko	Prof. Dr. phil. Anja Walter

Dipl.-Pflegepädagogin, Spielleiterin für Szenisches Spiel, Krankenschwester

Dipl.-Pädagogin

Dipl.-Pflegepädagogin, Supervisorin, Krankenschwester

Sie ist als Referentin bei „Beratung und Fortbildung" im Ev. Johanneswerk Bielefeld tätig – mit dem Arbeitsschwerpunkt Praktische Ausbildung in der Pflege.

Als Lehrerin für Pflege interessierte sie sich besonders für die Begleitung junger Erwachsener am Übergang von der Schule in den Pflegeberuf. Sie berät und unterstützt allgemeinbildende Schulen bei der Durchführung von Sozialpraktika.

Christine Schulze-Kruschke ist Mitglied der AG Pflege und Ethik in der Akademie für Ethik in der Medizin e. V. Seit einigen Jahren arbeitet sie als Autorin für den Cornelsen Verlag.

Sie ist als Referentin bei „Beratung und Fortbildung" im Ev. Johanneswerk Bielefeld tätig. Dort vertritt sie die Themen Multiplikatorenausbildung, Pflege von Menschen mit einer Demenz, Kooperation mit Angehörigen und Praktische Ausbildung in der Altenpflege.

Vor ihrer 20jährigen Tätigkeit in der Fort- und Weiterbildung lernte sie die Altenpflege in stationären und ambulanten Einrichtungen kennen und war viele Jahre im Verein Freie Altenarbeit e. V. in Bielefeld aktiv.

Besonders am Herzen liegt ihr die Arbeit mit multikulturellen Teams und Gruppen. Freiberuflich berät sie Mitarbeitergruppen in Einrichtungen der Altenhilfe.

Sie ist als Professorin an der Business School Potsdam und seit vielen Jahren als Dozentin in der Aus- und Fortbildung von Lehrenden und Praxisanleitenden für Pflegeberufe sowie als Beraterin für Curriculumentwicklung tätig. Darüber hinaus ist sie seit 2004 Herausgeberin von Schulbüchern beim Cornelsen Verlag. Sie forschte in Schulen und pflegepraktischen Ausbildungsorten zum Thema Lernen und Lehren von Pflege. Sie arbeitet aktiv in der Sektion Bildung der Deutschen Gesellschaft für Pflegewissenschaft und in den Feldern Supervision und Coaching.

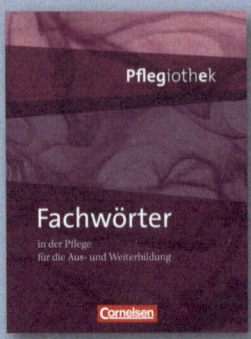

Fachwörter in der Pflege
978-3-06-455161-9

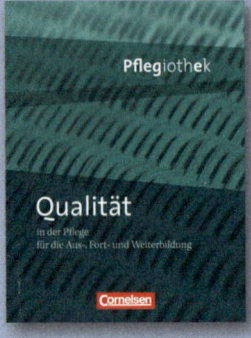

Qualität in der Pflege
978-3-06-455173-2

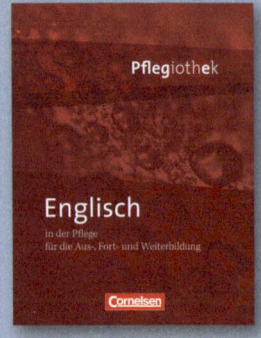

Englisch in der Pflege
978-3-06-455176-3

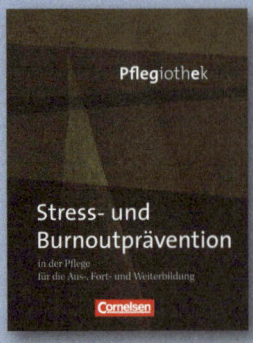

**Stress- und
Burnoutprävention**
978-3-06-455187-9

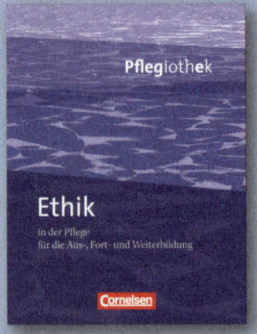

Ethik
978-3-06-455174-9

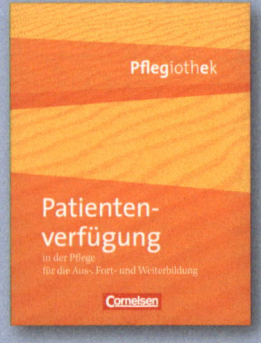

Patientenverfügung
978-3-06-455174-9